欢迎来到青春期

10年 "青柠课堂" 不完全手册

主编 翁一鸣 王炎秋 乔晓红

U0250643

上海科学技术出版社

图书在版编目（CIP）数据

欢迎来到青春期 ：10年"青柠课堂"不完全手册 / 翁一鸣，王炎秋，乔晓红主编. -- 上海 ：上海科学技术出版社，2025. 3. -- ISBN 978-7-5478-7050-1

Ⅰ. G444-49

中国国家版本馆CIP数据核字第2025V4R521号

欢迎来到青春期：10年"青柠课堂"不完全手册

翁一鸣　王炎秋　乔晓红　主编

上海世纪出版（集团）有限公司
上 海 科 学 技 术 出 版 社　出版、发行
（上海市闵行区号景路 159 弄 A 座 9F – 10F）
邮政编码 201101　　www. sstp. cn
上海普顺印刷包装有限公司印刷
开本 889×1194　1/32　印张 6
字数：110 千字
2025 年 3 月第 1 版　2025 年 3 月第 1 次印刷
ISBN 978 – 7 – 5478 – 7050 – 1/R·3206
定价：48.00 元

本书如有缺页、错装或坏损等严重质量问题，请向工厂联系调换

本书编委会

主 编

翁一鸣　王炎秋　乔晓红

副主编

罗早西　刘萍　李伟　王周烨　陈炜炯

编 委

（按姓氏笔画排序）

石礼红　吴 巍　王诗怡　余思宏　李园园
付伶鸣　郭 颖　黄 佳　金晓明　吴志翀
曹 强　朱尧卿　霍砚淼　乐 威　相 俊
金煜枫　陈 睿　曹云桂　杨凤云　陈 奇

支持基金项目

上海市健康科普人才能力提升专项（青年英才）（JKKPYC‐2023‐B03）
同济大学附属同济医院健康科普孵化项目

序——拥抱青春期，拥抱性教育

亲爱的朋友，当你尝试翻开这本书的时候，我想你肯定很好奇，这本书会给你带来什么？

一千个人眼中有一千个哈姆雷特，你能收获什么，一方面取决于书的作者给你提供了什么，另一方面也取决于你对什么好奇，想要了解什么。

青春期健康和性教育是大家关心的问题，却不是整个社会都喜闻乐见的内容。如果你从事青春期健康和性教育相关的事业，你可能不被人理解，也可能会遭遇不必要的麻烦，因而需要情怀。我和翁医生认识了十年，他坚持了十年。一开始，他将青春期教育带进课堂，到后来，他们团队在同济大学开设的《性与健康》课程，获得听课学生的热烈反响。

这本书从身体正常发育、异常状况或疾病的角度出发，延展到青春期心理的变化，比如青春期的心理特点，什么是抑郁，什么是焦虑等；再到性文化的社会规范、要求，比如什么是爱情，什么是性别平等，如何应对性骚扰等。

作为一名性教育工作者,我深知性教育内容必须拥有全面性、科学性才能传递积极、正面的性价值观。因此,书中提供了很多人们感兴趣的话题、想知道的知识。有些知识是客观事实,比如生理、医学知识;还有一些是观点,比如性别平等的重要作用,而这些都是启发人们去思考和判断的。这也契合了如下观点:性教育不是说教,是提供科学、全面的信息,启发人们做出适合年龄和生活的决定与选择。

说到性教育,各位读者朋友,你从小到大,接受过性教育课程吗?或者说,你的科学老师、生物老师、心理老师有跟你谈谈"性"这个略带神秘的话题吗?我想,现在的你在互联网上或多或少能接触到一些关于性的信息,但是这些信息是科学的吗?是正确的吗?你可能想过主动去了解一些身体的秘密,毕竟现在的你,可能正处在身体快速变化的阶段,你甚至会感受到性的欲望和冲动,抑或是情绪总是没办法控制。

我想,你可能会好奇为什么身体会这样?也想知道如何才能控制自己的想法和情绪?这本书会给你答案,会给你思考的方向,会告诉你我们人体的规律、社会的规则。

青春的懵懂、朦胧好似一只脚迈进了成人的行列,而另一只脚还在童年的梦幻里不肯出来。少年的你体内封印着

"洪荒之力"，而这股力量在科学的引导下，会结出梦想与艺术的果实。

中国性学会培训部主任

中国性学会党支部书记

《中国性科学》杂志编委

童立

2025 年 1 月

前言

这本书其实是一篇十年性教育旅程的阶段小结。

十年前,当医院和我说,希望我去一所学校做一场青少年性教育讲座的时候,我很无知地回复:难道现在这个时代还需要我们医生跨界去做性教育吗?

我依稀记得自己初中时接受性教育的经历,那时候班主任老师略感局促地搬来一箱书,给每个同学分发一本,男生和女生拿到的书不一样。当平日里不苟言笑的班主任发完书后,憋着笑说:"大家自学。"同学们不约而同地笑了,随之而来的便是很多人把书扔在一边,学习"语数外"去了。这是我青春期中离学校性教育最近的一次。

学校教的不多,那么家长有没有进行过性教育呢?问起各所学校的学生,摇头者十有八九。我记得自己读初中时某一天放学回家,看见我爸拿着一张剪报郑重其事地和我说要与我聊聊。当我看到那张剪报上赫然印有"包皮该如何清洗"几个字的时候,我的脸顿时变得通红,还没有等我爸开口,我便说:"你别说了,我都知道!""我都没讲你怎么知道的?""我就是知道,你别说了!"最后一句几乎是喊出来的。现在想来这是我青春期中离家庭性教育最近的一次。

当我现在每一次走进学校做性教育讲座时,发现虽然时代在发展,科学在进步,性教育却依然止步不前,还是有很多学校不知如何教,学生不知从哪里学。可当你提出一些性知识相关问题,有的同学讲得头头是道。那么,他们的知识是从哪里获取的呢?朋友告知的?网络上查到的?那么,朋友说的内容靠谱吗?网络上的信息良莠不齐,真的都科学吗?"无知者无畏"确实可怕,但错误认知带来的偏差也同样令人担忧。

由于医院里的工作已经很忙了,所以一开始我并没有准备在性教育的工作上花很多精力。但是,当我在门诊时看到很多男士因为一些小事而导致自己异常焦虑时,我重新思考了这个问题,因为这些小事都是完全可以通过青春期的性教育解决的。比如,有一位30多岁的男士让我印象深刻。少年白头的他在我门诊快下班时挂号就诊了,咨询的问题只是:自慰是否有害健康。我看之后没有病人候诊,便多花了点时间,给他好好进行了一场性教育来缓解他的焦虑。差不多半小时过去了,我本以为自己"功成身退",但是在第二天,又是在我门诊快结束的时候,这位男士又来了。他坐下后的第一句话是:"医生,昨天你说的那些都是真的吗?"我愕然了。突然想到,如果我把这场在诊室的性教育放回学校,放回青春期,那么这位少年白头的男士是不是会度过另外一种人生？

就这样，不断挤出时间的我就此踏上了这段性教育的旅途。途中有苦，因为各种付出有时并没有直接的回报；途中有累，因为很多次的时间冲突，更多需要自己妥协；途中有怕，因为性教育是敏感的，老师害怕"教坏"孩子，领导害怕家长投诉，可谓如履薄冰、举步维艰。但是，每当看到讲台下一双双期待的眼睛，一张张满意的笑脸，我的疲倦和困乏顿时一扫而空。这就是"青柠课堂"的故事，我们参考专业文献及教材，结合自身临床及工作经验，与学生一起以科学与健康、理解与包容、开放与内敛的态度探索青春期中的真与假、美与丑、善与恶。让学生对待性相关问题能够不模糊、不害怕、不回避，而是更科学、更健康。

有几位已经步入社会的同学和我联系，说在某一天某个场景下他们回想起我说的那一两句话，可能改变了他们的情绪甚至他们的选择时，我心满意足，可能这就是我坚持的意义。

十年间，我们去过暑托班、小学、初中、高中、大学，听课的同学不下万人，而这本书主要针对正处在青春期、即将进入青春期，抑或快要离开青春期但是更需要补课的你们，还有你们的家长们。内容包含了青春期发育的生理问题、心理问题，一些青春期需要重视的生理疾病、心理疾病，以及如何与"性"和睦相处的问题，还有性相关的法律伦理问题等。主要参考了联合国教科文组织的《国际性教育技

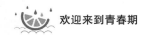

术指导纲要》、各位编者的工作经验，以及各类学术文献等。

感谢本书撰写期间提供帮助的妇科、儿科、泌尿外科、心身科和法学专家，以及教育界、新闻媒体界的朋友。本书难免存在不足，希望广大读者不吝赐教，提供宝贵意见。

翁一鸣

2025 年 1 月

目录

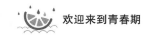

在青春期：我们的身体

青春期的蜕变

青春期，是每个人成长过程中一段独特而关键的旅程。它就像是一场生命的"蜕变"，在身体、心理和社会层面有着显著变化。

青春期，常用的定义是指第二性征从出现到完全成熟这一时段，女孩多以乳房发育，男孩多以睾丸容积增大为青春期的起点。从年龄上看，女孩平均 10～11 岁开始进入青春期，并在 15～17 岁结束；男孩从 11～12 岁开始，到 16～17 岁结束。

从生理角度来看，青春期是身体发育的高峰期。在这个阶段，我们的身高会迅速增长，骨骼变得更加强壮。激素的分泌也十分活跃，尤其是生长激素和性激素。男孩的睾丸增大、阴茎增粗增长、长出胡须、喉结突出、声音变得低沉等；女孩的胸部开始发育，月经初潮来临。这些生理变化不仅是外在的，更意味着身体内部功能的逐渐成熟。比如心肺功能增强,大脑的结构和功能也在不断完善。

在心理方面,青春期是自我意识觉醒的重要时期。我们开始更加关注自己的内心世界,思考"我是谁""我要成为什么样的人"等问题。同时,我们对自己的形象和能力变得敏感,渴望被认可和尊重,情绪也更加多变,可能会在短时间内经历从兴奋到沮丧的巨大波动。这种情绪的不稳定一方面可能是由于生理变化带来的影响,另一方面也是因为我们在努力适应新的社会角色和社会期望。例如,一个在学校表现出色的学生,如果在某次考试中成绩不理想,可能会陷入深深的自我怀疑和焦虑之中。又或者,当青少年的穿着打扮被同龄人嘲笑时,可能会产生强烈的羞耻感和愤怒情绪。

在社会交往中,我们开始逐渐摆脱对家庭的过度依赖,渴望与同龄人建立深厚的友谊。我们更加注重同伴的看法和评价,并且通过与同伴的互动来探索自己在社会中的位置。与此同时,我们中的一部分与父母的关系也可能会变得紧张,因为他们希望获得更多的独立和自主,而父母可能还没有完全适应孩子的这种变化。比如,有些孩子会开始参与各种社团活动、课外兴趣小组,在这些集体中结交志同道合的朋友。然而在这个过程中,可能会出现一些不良的社交行为,如攀比、从众等。

在认知发展上,我们的思维能力有了显著提高,能够进行抽象思维和逻辑推理,不再仅仅依赖于具体的事物和经验来理解世界。这使得我们能够更深入地思考问题,对社会现象、道德伦理等有了自己的见解。但有时,由于经验不足和思维的局限性，我们可能会陷入一些认知误区。比如，对于一些复杂的社会问题，如贫富差距、环境保护等，可能会有过于简单或理想化的看法。

青春期在各个方面是积极向上的发展期，但同时也是一个充满挑战的时期。青少年可能会面临学业压力、人际关系困扰、网络成瘾、早恋等问题。例如，过度沉迷于网络游戏，不仅会影响学习成绩，还可能导致社交隔离和心理问题。早恋问题如果处理不当，也可能会对青少年的情感发展和学业造成负面影响。

青柠课堂

　　面对青春期的种种变化和挑战，家庭、学校和社会都扮演着重要的角色。家庭应该提供温暖、支持和理解的环境，家长与孩子们保持良好的沟通，尊重孩子们的想法和感受。学校要加强心理健康教育，为学生提供正确的引导和帮助。社会也应该为青少年创造一个健康、积极的成长环境，减少不良信息的传播。

青春期是人生中一个充满希望和潜力的时期，也是一个需要关爱和引导的时期。我们要充分了解青春期的特点和需求，才能更好地完成在青春期的这场生命的蜕变，去追求更加灿烂的人生，迎接更加美好的未来。

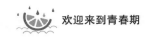

解读成长的密码

之所以有青春期的蜕变，是因为生命使然。人从精子与卵子结合形成受精卵之后，就一直沿着携带的遗传物质脱氧核糖核酸（DNA）指定的方向生长、发育，直到成熟，这是一个奇妙的生命历程。虽受环境影响，但也有规律可循，人体最基础的生长和发育是怎样一个过程呢？

生长，简单来说，是指生物体在体积、重量和数量等方面的增加。对于植物而言，生长表现为根茎的伸长、叶片的扩展和花朵的绽放；对于动物，包括人类，生长则体现在高度的增长、重量的增加以及器官的变大。人从婴儿时期的娇小身躯到青少年时期的快速长高、长壮，再到成年后的身体基本定型，这一过程清晰地展示了生长的轨迹。在细胞层面，生长意味着细胞数量的增多和细胞体积的增大。例如，在儿童时期，骨骼中的软骨细胞不断分裂增殖，使得骨骼得以变长变粗，从而实现身高的增长。肌肉细胞的体积增加，使肌肉变得更加强壮有力，能够支持身体进行更复杂的运动。

发育，则是一个更为复杂和综合的过程，它涵盖了人在结构和功能上的逐渐成熟和完善。人从一个受精卵开始，经过多次细胞分裂和分化，逐渐形成了具有不同功能的器官和组织，如心脏、肝脏、大脑等。在这个过程中，每个器官都按照特定的基因（DNA）指令有条不紊地发育，以确保其结构和功能的完整性。婴儿从最初只能通过哭闹等表达需求,到逐渐学会交流、思考问题和解决问题。儿童在成长过程中,逐渐理解他人的情感和意图,学会与他人合作和分享,形成自己的价值观和世界观,这些都是心理和认知发育的重要方面。从幼儿时期开始,个体逐渐学会与家人相处,进入学校后与同学和老师建立关系,成年后融入社会职场。在这个过程中,个体不断学习和调整自己的行为方式,以适应不同的社会环境和人际关系,这体现了社会适应能力的逐步发育。

生长和发育是相互关联但又有所区别的过程。生长是发育的基础,没有足够的生长提供物质基础,发育就无法顺利进行。而发育则为生长提供了方向和目标,使得生长更加有序和有意义。

生长和发育,不论在速度或各系统的发育顺序上,都遵循一定的规律。首先,生长发育是连续性的,也有一定的阶段性。它持续至整个儿童期,但在婴儿期和青春期存在阶段性突增。其次,各系统的生长发育速度不完全同步,神经系统发育最早,生殖系统发育最晚,淋巴系统(如扁桃体)先快后慢。其他器官,如心、肝、肾、肌肉的发育基本与体格生长平行。再次,生长发育也有一般规律,由上到下(先抬头,再会坐,后会走)、由近到远(活动先从上臂再到手,先从大腿再到脚)、由粗到细(用手掌抓握到手指捏取物体)、由简单到复杂(先画线再画圆)、由低级到高级(先看、听再记忆、分析)。最后,因不同个体受遗传和环境因素的影响,生长发育也存在一定的个体差异。换句话就是,每个人都有自

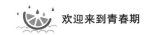

己的特点和特色。

以身高增长为例,说明生长发育的阶段性特点。在婴幼儿时期(0~3岁),身高增长速度较快,一般出生时身长为50厘米左右,满1岁时身长达75厘米以上,婴儿期1年身长增加了25厘米。到2岁时身长达到85厘米以上,随后到了儿童期,身高增长速度相对平稳,每年增长6~7厘米。进入青春期后,由于性激素的分泌增加,身高增长再次进入加速期,男孩和女孩每年的身高增长7~10厘米,甚至更多。但随着青春期的结束,骨骺逐渐闭合,身高增长也就基本停止。由此可见,身高增长有两个快速增长期,第一生长高峰为婴儿期,第二生长高峰就是我们现在正在经历的青春期。

需要注意的是,生长发育受较多因素的影响,比如像遗传、疾病、营养、运动、睡眠、心理、环境等。如果在生长发育过程中出现了异常情况,如身高增长过慢或过快,都可能是健康问题的信号。生长激素缺乏症、甲状腺功能减退症、性早熟等疾病都可能影响身高的正常发育。此时应及时就医,进行相关的检查和治疗。

生长和发育是复杂的、神奇的、精妙的,它们伴随着我们整个成长过程,也同时塑造了每个个体独特的生命轨迹。

青柠课堂

　　了解生长发育的概念和规律对于个体的健康成长具有重要意义。对于家长来说,及时关注孩子的生长和发育情况,提供良好的生活条件和教育环境,有助于孩子充分发挥其生长和发育的潜力。对于医务工作者,准确评估患者的生长和发育状态,能够早期发现和干预潜在的健康问题。

成长中需要什么原材料

　　青春期是人生中一个充满活力和变化的阶段,身体和心理都在迅速发展。在这个关键成长时期,营养如同原材料,是生长发育的物质基础,合理的营养摄入对于青少年的健康成长至关重要。

　　营养是从外界获得的,转化利用后可维持生命、器官功能。营养分为宏量营养素和微量营养素,前者包括糖类、蛋白质、脂类,为身体提供原材料和必需的能量供给,后者包括各种维生素和矿物质,通过参与生长发育信号调控来影响身体的生长。生长的本质就是身体组成成分数量和质量的增加。营养摄入不足会导致生长迟缓、身材矮小、抵抗力低下等表现,摄入过多则可能引起肥胖等。

青春期对蛋白质的需求显著增加。蛋白质是身体组织的重要构成成分,对于生长发育、修复受损细胞和维持正常生理功能起着关键作用。青少年正处于身体快速生长的阶段,肌肉、骨骼、内脏器官等都在不断发育,因此需要大量的优质蛋白质。优质蛋白质的来源包括瘦肉、鱼类、禽类、蛋类、豆类、奶类等。例如每天摄入适量的牛奶、鸡蛋和鱼肉,可以为青春期的孩子提供足够的必需氨基酸,支持身体的生长和发育。

钙是青春期不可或缺的营养素。在这一时期,骨骼生长迅速,需要充足的钙来构建强壮的骨骼。如果钙摄入不足,可能会导致骨骼发育不良,增加日后患骨质疏松症的风险。富含钙的食物有牛奶、豆制品、绿叶蔬菜、坚果等。青春期的孩子每天应保证至少 1 000 毫克的钙摄入量。

铁对于青春期的青少年来说也十分重要。随着身体的发育和血容量的增加,对铁的需求相应提高。铁是合成血红蛋白的关键元素,缺乏铁会导致缺铁性贫血,影响身体的氧气供应和能量代谢,导致全身多脏器的功能改变。比如在神经系统方面,常见的表现有烦躁不安、萎靡不振、精神不集中、记忆力减退,甚至引起智力下降,如此势必会影响学习成绩。含铁丰富的食物包括红肉、动物肝脏、豆类、绿叶蔬菜等。青春期女孩由于月经的出现,会额外流失铁元素,因此更需要注意铁的补充。

维生素在青春期的营养需求中也占据重要地位。维生素 A 有助于维持正常的视力和皮肤健康,可从胡萝卜、南瓜、鱼肝油等食物中获取。维生素 C 能增强免疫力，促进铁的吸收，在新鲜的水果（如橘子、柚子、山楂、猕猴桃）和蔬菜（如番茄、辣椒、萝卜、白菜）中含量丰富。维生素 D 对于钙的吸收至关重要，除了从食物（如海鱼、肝脏、鱼肝油）中摄取，还可以通过户外活动、晒太阳促使皮肤合成。所以建议每日适当补充维生素 D_3，尤其在年幼时及青春期发育快速增长时，每日至少 400 国际单位。如果在夏天，户外活动增多，可以适当减少补充。

此外，青春期对能量的需求也大幅增加。由于身体生长、器官发育和日常活动的消耗，青少年需要摄入足够的碳水化合物来提供能量。推荐选择粗粮，如全麦面包、糙米、燕麦等，不仅能提供持久的能量，还富含膳食纤维，有助于维持肠道健康。

除了上述主要的营养素，青春期还需要适量的脂肪。脂肪是身体储存能量的重要形式，同时也是一些激素合成的原料。但应选择健康的脂肪来源，如橄榄油、鱼油、坚果等富含不饱和脂肪酸的食物，减少饱和脂肪和反式脂肪的摄入，后者多存在于动物油、油炸食物中。

在青春期，水的摄入同样不容忽视。充足的水分摄入有助于维持身体的新陈代谢、调节体温和运输营养物质。建议每天饮用 800～1400 毫升的水，首选白开水，不喝或少喝含糖饮料。如果进行剧烈运动或处于炎热环境中，还需要增加饮水量。

然而现实中，许多青春期的孩子存在不良的饮食习惯，

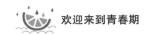

如挑食、偏食、爱吃高热量且低营养的快餐食品、过度饮用含糖饮料等，这些都可能导致营养失衡。为了满足青春期的营养需求，家长和孩子都需要树立正确的饮食观念。家长可以为孩子提供多样化的食物，保证每餐都有谷类、蛋白质类、新鲜蔬菜水果类等食物。鼓励孩子养成规律的进餐习惯，避免不吃早餐和晚餐过量等不良行为。同时，要控制孩子对零食和饮料的摄入，减少高糖、高盐、高脂肪食物的摄入。对于青少年自身来说，要意识到合理均衡营养的重要性，主动选择健康的食物。尽量在家中用餐，减少在外就餐的次数。在学校就餐时，也要注意食物的搭配和选择。

> ### 🍋 青柠课堂
>
> "吃"是本能，"会吃"才是本事。通过合理的饮食，摄入充足而均衡的蛋白质、碳水化合物、健康脂肪、钙、铁、维生素和水分，能够为健康成长和发育提供坚实的营养基础，如此方能以良好的身体和心理状态迎接未来的挑战。

悄悄告诉你长高的秘密

在我们的成长历程中，身高的增长是一个循序渐进的过程。从呱呱坠地的婴儿到青春洋溢的少年，再到逐渐成熟的成年，每个人都经历着身高的变化。那么，我们究竟是怎么长高的呢？

要理解身高的增长，首先得从骨骼的结构说起。人体的骨骼就像是一座精心构建的建筑，由许多不同形状和大小的骨头组成。在长骨的两端，存在着特殊的区域，称为骨骺。骨骺与骨干之间的部分被称为骺板，也叫生长板，这是身高增长的关键部位。骺板主要由软骨细胞组成，这些软骨细胞具有不断分裂和增殖的能力。在生长激素等多种激素的协同作用下，软骨细胞不断生成新的软骨组织。随后，新生成的软骨会逐渐骨化，变成坚硬的骨组织，使得长骨不断延长，身高也就随之增加了。

明白了我们是如何长高的，那我们每个人能长多高呢？怎么长得更高呢？

首先，遗传因素在身高增长中起着基础性的作用。父母的身高在很大程度上决定了子女身高的潜力。一般来说，如果父母身高较高，子女往往也有较大的可能性拥有较高的身高。医生通常用以下公式推测遗传身高（单位均为厘米）。

女生 遗传身高＝（父亲身高＋母亲身高）/2－6.5

男生 遗传身高＝（父亲身高＋母亲身高）/2＋6.5

注意：如果不经干预，身高大都落在遗传身高加减5～6厘米的范围内。

　　然而,遗传并非是决定身高的唯一因素。后天的环境因素可以在一定程度上改变遗传所设定的身高范围。通过合理的营养、充足的睡眠、适当的运动和良好的生活习惯,即使遗传条件不是特别优越,也有可能实现身高的最大化增长。首先,如前所述,身高增长的物质基础是营养,要保证充足的营养摄入,强调合理膳食,营养均衡。此外,我们需要的还有适当的运动和充足的睡眠。

　　在影响身高增长的后天非药物因素中,适宜的运动锻炼是比较有效的方法之一。身高的增长主要取决于长骨的增长速度和成熟度,适宜的运动可以促进骨骼血运改善和增进骨骼代谢,同时局部的机械刺激可促进长骨干骺端软骨细胞的增殖,加速细胞分裂,最终改善骨骼生长。另外,体育运动还可以通过影响促进生长的激素(如生长激素、性激素等)来促进骨骼的生长。而在青春期前和青春期,我们体内的激素水平正在发生变化,若配合适宜的运动,可促进骨骼生长、骨量增加。所以鼓励青少年在进入青春期时多进行蹦、跳等纵向的运动,使下肢长骨的骨骺生长板得到充分的机械刺激,促进成骨细胞的增殖分化。

　　在进入青春期中期后,长骨的增长不再显著,但此时躯干骨(主要是脊柱)的生长还有一定的潜能,所以在青春期中期后参加全身性的体育活动,如游泳、球类、体操、舞蹈等,以及促进脊柱拉伸的运动如后仰、悬垂、摸高等,可再获得一定的身高增长。另外,运动本身,特别是全身运动,在促进身高增长的同时也使得身体肌肉更加强劲,心肺功能储备更加强健。运动时分泌的多巴胺、内啡肽使我们的心情更加愉悦，表现得更加阳光和自信，形成良性循环，因为抑郁可能抑制生长激素的分泌，而阻碍生长。

人的一生，约1/3的时间是在睡眠中度过的。莎士比亚曾说："睡眠，是人生命最重要的滋养剂!"睡眠是体能恢复，脏器功能正常运转的前提。长期被剥夺睡眠的人，势必身心俱疲。

在国务院印发的中国儿童发展纲要（2021—2023年）中特别要求我们要合理安排作息，保证每天睡眠时间，小学生达到10个小时，初中生达到9个小时，高中生达到8个小时。以初中生为例，要在早上7点起床，需要在22点前睡觉。从生长关键期的角度出发，睡眠状态下，生长激素的分泌是清醒时的3倍左右，特别是在22时至凌晨1时是分泌生长激素的高峰期。如果睡得太晚，生长激素分泌减少，不利于身高的增长。在保证睡觉时间充足的同时，也要保证睡眠的质量。睡前不适宜吃得太饱，睡前不宜剧烈运动。温馨舒适的睡眠环境同样重要。

青柠课堂

如果做到了合理膳食，适当的运动，充足的睡眠等，可帮助我们达到甚至超过遗传身高。如身高仍不达标，建议至医院进一步全面的评估。但同时要明白，身高只是个人成长的一部分，不需要刻意人为拔高。

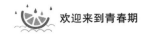

身高、体重测量有规范

身高和体重是反映人体生长发育和健康状况的重要指标，正确测量身高和体重对于了解自身的身体状况至关重要。那么，应该如何准确测量身高和体重呢？

测量身高时，需要准备一个专用的身高测量尺，通常称为身高计。测量前，被测量者应脱去鞋子，保持站立姿势，双脚并拢，双肩放松，双臂自然下垂，收腹挺胸，头部保持正直，双眼平视前方。测量时，被测量者的后脑勺、肩胛骨、臀部以及脚跟紧贴身高计的立柱。测量人员将身高计上方的水平板缓缓下移，直到与头顶紧密接触，此时读取水平板对应的刻度数值，即为被测量者的身高。需要注意的是，测量过程中要保证测量尺垂直于地面，且测量尺的刻度要清晰准确。为了获得更准确的测量结果，建议在早晨进行测量，因为经过一天的活动，晚上的身高会略低于早晨。

测量体重时，可以使用电子体重秤或者机械体重秤。在测量前，需将体重秤放置在平稳、坚硬的地面上，并确保其指针归零或显示为"0"。被测量者晨起排空大、小便，并应尽量脱去厚重的衣物，如外套、长裤等，只穿着轻便的内衣进行测量。双脚均匀站立在体重秤的中心位置，身体保持正直，不要晃动。待体重秤的数值稳定后，读取显示的数值，即为被测量者的体重。如果使用的是机械体重秤，要注意观察指针所指的刻度；如果是电子体重秤，数值会直接显示在屏幕上。

无论是测量身高还是体重，都应尽量在相同的条件下进行，比如每天的相同时间、相同的穿着状态等，这样测量出来的数据才更具有可比性。因此，建议同一人用同一尺子（或体重秤）在同一时间点测量，建议在晨起排便后，穿单衣测量。

要知道，人的身高和体重在一天内是会变化的。这就是测量出现误差的常见原因。另外，无论是测量身高还是体重，都应定期进行。对于儿童和青少年，建议每3个月至半年测量一次，以便及时发现生长发育中的问题，如生长迟缓或肥胖等。对于成年人，根据个人的健康状况和需求，可以定期（如每月或每季度）测量，以监控体重变化，调整生活方式和饮食结构。

青柠课堂

正确测量身高和体重虽然看似简单，但需要注意细节和规范测量，以获取准确可靠的数据。通过定期测量和关注这些数据的变化，我们能够更好地了解自己的身体状况，为健康成长提供有力的参考评估。

身高、体重测量有什么意义

身高、体重在不同国家、不同民族、不同性别、不同年龄、不同的生活环境是不一样的,这看似一句"废话",但却蕴含着评价的原则。我们的身高、体重数字要和同一类人比较。

对于青少年,目前广泛使用的是 2009 年首都儿科研究所绘制的男童女童身高、体重百分位曲线图,数据来自全国 2005 年全国 9 省/市儿童体格发育调查数据,代表了全国的平均水平。横坐标是年龄,每一小格是 3 个月,纵坐标分别是身高、体重的数值。根据自己的实足年龄和数值,定位在哪一点,判断是在哪条曲线上。例如,一位女孩,出生日期是 2014 年 6 月 21 日,身高是 140 厘米,体重是 28 千克。先算出年龄,今日是 2024 年 6 月 21 日,则年龄为 10 周岁。在女童的身高、体重百分位曲线图上找到横坐标 10 岁,画一条垂直线,然后找到身高 140 厘米,再画一条水平线,两条线的交叉点正好落在中间的那条曲线上,曲线右侧标示的是 50,即 P50。P 是 percentile(百分位数)的首字母,指的是在全国随机抽取 100 位 10 岁的女孩,身高数值从小向大排列,她排在第 50 位,中等水平。利用同样的方法,得知她的体重 28 千克,为 P25,指的是在这 100 位女孩中,体重从低向高依次排列,处于第 25 位。

百分位曲线图是评价体格数据的一种常用方法,一般情况下,单一指标在 P3～P97 之间都属于正常的范围,但是如果她的身高在 P97,体重在 P3,可能存在营养不良,反之,体重在 P97,身高在 P3,则可能是肥胖了。对于这种身高和体重在百分位曲线图上差别较大的情况,我们采用身高和体重相结合的一个评价指标,那就是体重指数(Body

Mass Index，缩写为 BMI）。

体重指数 BMI 是一种快速、简便且非侵入性的评估个体体重状况的方法。它不需要复杂的设备或专业的医疗知识，通过一个简单的计算公式得出的数值，用于评估一个人的体重与身高之间的关系，了解自己的体重是否处于正常范围。其计算公式为：

BMI＝体重（千克）÷身高（米）的平方

由此可知，上面这位女孩的 BMI ＝ 28 ÷ 1. 4^2 ≈ 14. 3。再查看女童的 BMI 百分位曲线图，得知她的 BMI 处于 P10～P25 之间。如果是男童，同样的身高体重，BMI 数值虽然不变，但查看对应男童的 BMI 百分位曲线图，则处于 P3～P10 之间。

对于个人而言，BMI 可以作为一个自我健康管理的重要指标。儿童的 BMI 有助于早期发现潜在的营养问题。如果 BMI 过低，可能暗示存在营养不良、生长迟缓，这可能是由于摄入的营养不足、消化吸收不良或者存在某些疾病影响了营养的摄取和利用；相反，如果 BMI 过高，则可能提示营养过剩，有肥胖的风险。通过定期监测 BMI，家长和医生能够及时察觉这些问题，并采取相应的干预措施，如调整饮食结构、增加运动量等，以确保儿童获得均衡的营养，维持健康的体重。

其次，BMI 对于预测儿童未来的健康状况具有前瞻性意义。研究表明，儿童时期的肥胖往往会增加成年后患上

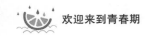

慢性疾病的概率,如糖尿病、心血管疾病、高血压等。因此,通过关注儿童的BMI,并在其出现异常趋势时及时干预,可以有效降低未来患病的风险。例如,如果发现孩子的BMI有上升过快的趋势,及早引导孩子养成健康的生活习惯,有助于预防成年后的肥胖相关疾病。

然而,需要注意的是,BMI并不是一个完美的指标,它存在一定的局限性,不能仅仅依靠此单一的数值。例如,它不能区分体重是来自肌肉、脂肪还是其他组织。儿童正处于生长发育的动态过程中,身体成分的变化较为复杂,肌肉、骨骼和脂肪的比例与成年人不同。因此,对于儿童的BMI全面解读需要结合年龄、性别、身体活动水平、家族病史等多方面因素。如一个经常进行力量训练的运动员,由于肌肉含量较高,可能会有较高的BMI,但实际上其身体脂肪含量可能并不高,处于健康状态。

青柠课堂

儿童的BMI虽然不是衡量健康的唯一标准,但它是一个重要的参考指标。通过关注儿童的身高、体重,并综合考虑其他相关因素,我们能够更好地保障儿童的健康成长,为他们的未来奠定坚实的健康基础。

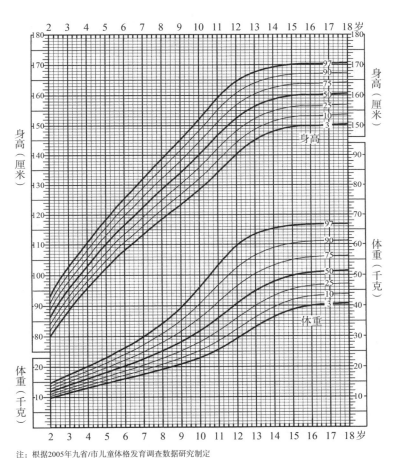

注：根据2005年九省/市儿童体格发育调查数据研究制定

中国 2～18 岁女童身高、体重百分位曲线图
（首都儿科研究所生长发育研究室制作）

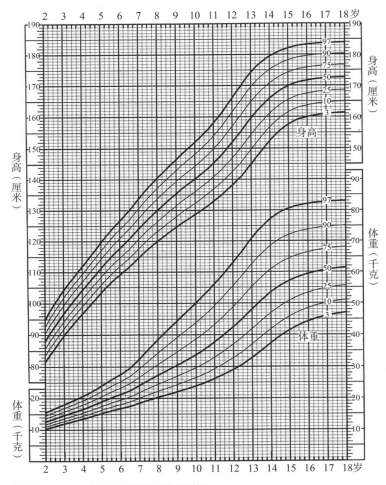

注：根据2005年九省/市儿童体格发育调查数据研究制定

中国2～18岁男童身高、体重百分位曲线图
（首都儿科研究所生长发育研究室制作）

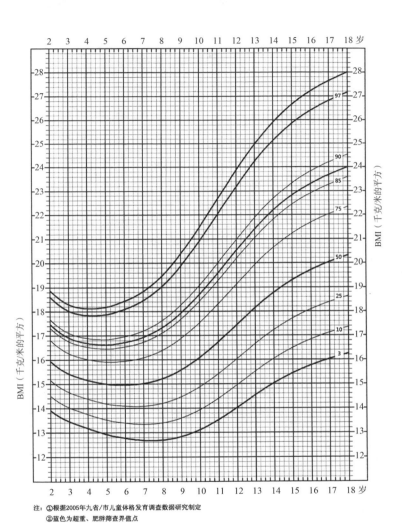

注：①根据2005年九省/市儿童体格发育调查数据研究制定
　　②蓝色为超重、肥胖筛查界值点

中国 2～18 岁女童 BMI 百分位曲线图
（首都儿科研究所生长发育研究室制作）

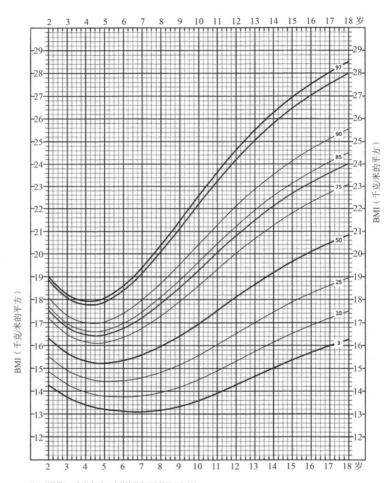

注：①根据2005年九省/市儿童体格发育调查数据研究制定
②红色为超重、肥胖筛查界值点

中国 2～18 岁男童 BMI 百分位曲线图
（首都儿科研究所生长发育研究室制作）

性成熟分期有标准

每个个体都是不同的，他们的生长发育和成熟进程和表现虽有规律，但也千差万别，那你的发育正常吗？在生长发育的研究领域中，坦纳分期是一个重要的评估体系，它为青少年在青春期期间的身体发育评估提供了有价值的框架和参考标准。

坦纳分期又称为性成熟度评分，是由英国医生坦纳（James Mourilyan Tanner）及其同事在 20 世纪 60 年代提出的。这一分期系统主要基于对青少年第二性征的观察和评估，将青春期的性发育过程分为多个阶段，以便更准确地描述和追踪个体在这一关键时期的生理变化。

对于女孩来说，坦纳分期主要关注乳房发育和阴毛生长这两个方面。

女孩坦纳分期表现

坦纳分期	乳房发育	阴毛生长
Ⅰ 期	未开始发育，仅有乳头略微凸起	没有阴毛出现，阴阜光滑
Ⅱ 期	乳房开始隆起，乳晕增大，乳头周围出现小的乳核	稀疏、直而短的浅色阴毛开始生长，分布在大阴唇周围
Ⅲ 期	乳房和乳晕进一步增大，乳房轮廓更加明显，其面积超过乳晕	阴毛变得更浓密、弯曲、颜色加深，开始扩展至耻骨联合处

续　表

坦纳分期	乳房发育	阴毛生长
Ⅳ期	乳晕和乳头突出于乳房之上,形成一个二级的小丘	阴毛浓密且分布范围更广,覆盖了整个耻骨区,并向大腿内侧延伸
Ⅴ期	乳房发育成熟,呈现出成人型的乳房形态,乳晕和乳头恢复到与乳房同一平面	阴毛分布呈典型的倒三角形,达到成人女性的阴毛分布形态

乳房发育分期图

阴毛发育分期图

对于男孩,坦纳分期主要考量了睾丸、阴茎和阴毛的发育情况。

男孩坦纳分期表现

坦纳分期	睾丸发育	阴茎发育	阴毛发育
Ⅰ期	睾丸体积小于4毫升,质地柔软	阴茎长度较短,没有明显的增长	没有阴毛

续　表

坦纳分期	睾丸发育	阴茎发育	阴毛发育
Ⅱ期	睾丸和阴囊开始增大，睾丸体积为4～8毫升	阴茎开始变长、变粗，龟头开始露出	阴毛开始生长，稀疏、直而短，颜色较浅
Ⅲ期	睾丸和阴囊进一步增大，睾丸体积为8～12毫升，阴囊皮肤变红、变薄	阴茎继续增大，龟头更加明显	阴毛变得更浓密、弯曲，颜色加深
Ⅳ期	睾丸体积为12～15毫升，睾丸和阴囊继续增大，阴囊皮肤颜色加深	阴茎接近成人大小，形态进一步成熟	阴毛浓密且范围更广
Ⅴ期	睾丸体积大于15毫升，发育成熟，达到成人大小	阴茎发育完全成熟，达到成人的尺寸和形态	阴毛分布呈典型的菱形，达到成人男性的阴毛分布形态

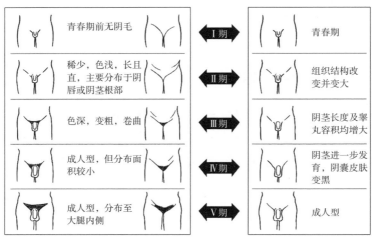

阴毛发育分期图　　　　　阴茎与睾丸发育分期图

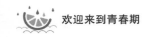

那么,坦纳分期具有哪些重要意义呢?

首先,它在医学领域有着广泛的应用。医生可以通过坦纳分期来评估青少年的生长发育是否正常。例如,如果一个女孩在7.5岁前就出现了坦纳Ⅱ期以上的乳房发育,或者一个男孩在9岁前出现睾丸增大等性早熟迹象,医生可以及时发现并采取相应的治疗措施。同样,如果青少年在正常年龄之后仍未进入相应的坦纳分期阶段,可能提示存在性发育迟缓,需要进一步检查和干预,以排除潜在的内分泌疾病或其他健康问题。

其次,对于青少年自身和家长来说,坦纳分期可以提供有关青春期发育的预期和指导。了解这一分期系统有助于青少年和家长更好地应对身体和心理上的变化,减轻因不了解而产生的焦虑和困惑。家长可以通过观察孩子的发育阶段,为他们提供适当的支持和教育,如关于生理卫生、性教育等方面的知识。

青柠课堂

坦纳分期作为一种科学、系统的评估方法,对于了解青少年的青春期发育具有重要的意义。它不仅有助于医疗诊断和治疗,还为青少年的健康成长、教育及相关研究提供了有力的支持和指导。

此外，坦纳分期在体育、舞蹈等领域也有一定的参考价值。教练和教师可以根据青少年的发育阶段，合理安排训练和教学内容，避免因过度训练或不适当的训练方式对正在发育的身体造成损伤。

复杂而精妙的内分泌

青春期内分泌系统的变化是一个复杂而又精妙的过程，这些变化是身体从儿童向成年过渡的必要环节。青春期是人生中一个充满变革和成长的关键阶段，在这个时期，身体内部的内分泌系统经历了一系列显著的变化，这些变化不仅塑造了身体的外在形态，还对心理和行为产生了深远的影响。

在青春期开始之前，儿童体内的内分泌系统处于相对稳定和低度活跃的状态。然而，随着青春期的来临，下丘脑-垂体-性腺轴（HPGA）被激活，引发了一系列激素的分泌增加。

对于女孩来说，青春期的重要标志之一是卵巢开始分泌雌激素。雌激素水平的上升促进了乳房的发育，使乳腺组织增生，脂肪堆积，乳房逐渐隆起。同时，雌激素还促使骨盆变宽，皮下脂肪在臀部和大腿部位分布增加，呈现出女性特有的体态。此外，性激素对子宫内膜的周期性作用导致了月经初潮的出现，标志着生殖系统的逐渐成熟。

男孩在青春期时,睾丸分泌的雄激素(主要是睾酮)急剧增加。睾酮促进了阴茎和睾丸的生长发育,使生殖器官增大并具备生殖功能。同时,睾酮促使肌肉和骨骼的快速生长,男孩的肩膀变宽,身高迅速增长,声音变得低沉,出现喉结和胡须等男性第二性征。

除了性腺激素的显著变化,生长激素在青春期也发挥着重要作用。生长激素由脑垂体分泌,其分泌量在青春期大幅增加,刺激骨骼、肌肉和内脏器官的生长,是身高快速增长的主要驱动力。在睡眠期间,尤其是深度睡眠时,生长激素的分泌达到高峰。因此,再次强调,保证充足的睡眠对于青春期的生长发育至关重要。

甲状腺激素在青春期也会有所调整。甲状腺激素能够提高基础代谢率,生理状态下,促进蛋白质合成和神经系统的发育。青春期甲状腺激素分泌的增加,有助于身体的能量消耗和新陈代谢,为生长发育提供更多的能量支持。

肾上腺皮质激素的分泌在青春期也发生了变化。肾上腺皮质分泌的雄激素,如脱氢表雄酮和雄烯二酮,虽然量相对较少,但也对青春期的性发育和毛发生长起到了一定的促进作用。同时,肾上腺皮质还分泌糖皮质激素和盐皮质激素,调节体内的水盐平衡和应激反应。

青春期内分泌系统的变化并非孤立发生,而是相互协调和相互影响的。青春期内分泌系统的变化也可能(并不一定)带来一些问题。由于激素水平的波动较大,青少年可能会出现情绪不稳定、易怒、焦虑等心理变化。同时,激素失衡可能导致青春痘、月经不规律、性早熟或性发育迟缓等问题。

性早熟是指青春期特征提前出现，具体指女孩在 7 岁半前出现第二性征或在 10 岁前来月经，男孩在 9 岁前出现第二性征发育。这可能是由于下丘脑-垂体-性腺轴过早激活，或者是由于外源性的激素摄入（如某些药物、含激素的食物）等原因引起。性早熟可能会影响孩子的最终身高和心理健康。

相反，性发育迟缓则是指青春期特征出现的时间明显延迟。如果女孩到 13 岁仍未出现乳房发育，男孩到 14 岁仍无睾丸增大等性征，可能存在内分泌系统的异常，需要及时就医，进行相关的检查和诊断，以确定是否存在激素分泌不足、染色体异常或其他潜在的疾病。

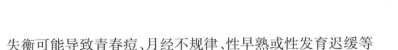

青柠课堂

了解青春期内分泌的变化规律，对于青少年自身、家长和医疗工作者来说都非常重要。通过保持健康的生活方式、合理的饮食、充足的睡眠和适当的运动，青少年可以更好地适应这一变化过程，促进身体和心理的健康发展。对于可能出现的内分泌问题，及时的监测、诊断和治疗能够有效地保障青少年的正常生长发育和身心健康。

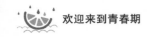

青春期，男女有别

青春期是人生中一个充满变化和成长的重要阶段,对于男生和女生来说,在这个时期会经历许多不同的生理、心理和社会方面的变化,这些差异反映了两性在发育过程中的独特特点。

从生理方面来看,男生和女生的青春期发育时间和特征有所不同。通常情况下,女生的青春期开始时间比男生早,一般在 10~12 岁,而男生的青春期则多在 12~14 岁开始。女生青春期的一个重要标志是乳房开始发育,随后会出现阴毛和腋毛的生长,月经初潮的来临则标志着生殖系统的逐渐成熟。而男生在青春期时,睾丸和阴茎会迅速增大,阴毛、胡须和喉结开始生长,随着睾丸的不断发育,精子逐渐产生,出现精满自溢的遗精现象。

除了前述的因激素的作用男生女生在体型外观出现明显差异外,身高和体重的增长方面,男生和女生也存在一定的差异。在青春期早期,女生的身高增长速度往往比男生快,但男生的生长突增通常会持续更长时间,最终男生的平均身高一般会超过女生。体重方面,由于女生的脂肪组织增加相对较多,而男生的肌肉组织增长更为明显,所以男生的体重增长趋势和分布与女生有所不同。

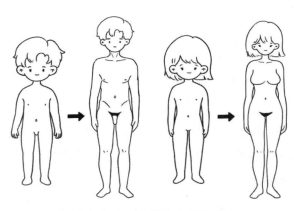

男生与女生青春期发育体型外观

男女生青春期发育的异同点

共同点		身高、体重明显增加,体毛(腋毛、阴毛)生长
不同点	男生	阴茎、睾丸增大,长胡须、喉结突出、声调变低,出现遗精
	女生	乳房、骨盆增大,声调变高,出现月经

在心理方面,男生和女生在青春期也有一些不同的表现。女生通常在情感表达上更加细腻和丰富,她们可能更注重人际关系和情感交流,对自我形象和他人的评价较为敏感。而男生往往更倾向于通过竞争和行动来展示自己,在处理问题时可能更注重结果和实际行动。

情绪方面,女生在青春期可能更容易经历情绪波动,如焦虑、抑郁等,这与激素水平的变化及社会对女性形象

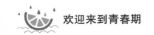

的期望等因素有关。男生则可能更多地通过外在的行为来释放情绪，如参与体育活动或其他具有挑战性的行为。

在社会角色和行为方面，传统的社会观念和文化影响可能导致男生和女生在青春期有不同的表现。例如在兴趣爱好方面，女生可能更倾向于艺术、文学等领域，而男生可能对科技、体育等更感兴趣。在社交互动中，女生之间的友谊可能更注重情感支持和亲密交流，而男生之间的交往可能更多地围绕共同的活动和竞争。然而，需要指出的是，这些差异并不是绝对的，每个人都是独特的个体，受到遗传、环境、教育等多种因素的综合影响。在现代社会，性别角色的界限逐渐变得模糊，男生和女生在许多方面都有了更多的相似之处和选择的自由。

例如，越来越多的女生参与到传统上被认为是男性主导的领域，如科学、技术和体育，展现出了不亚于男生的能力和才华。同样，男生也在情感表达和人际关系方面越来越注重培养和发展。

在青春期的教育和引导方面，了解男生和女生的差异可以帮助家长、老师和社会更好地满足他们的需求。对于女生，可能需要更多的情感支持和自我认同方面的引导，帮助她们建立自信，应对社会对女性形象的压力。对于男生，则可以注重培养他们的情感表达能力和同理心，促进其全面发展。

青柠课堂

男生和女生在青春期存在着生理、心理和社会方面的诸多差异，但随着社会的进步和个体的多样化发展，这些差异正在逐渐缩小，人们越来越强调个体的独特性和多元化发展，为青少年创造一个更加包容和公平的成长环境。

在青春期：心理的成长

TA 们的心理特点

 TA 的故事

> 萌萌今年初二，跟小时候相比，这两年完全变了个人。她不愿意跟大人说话，一问她就不耐烦，嫌大人太啰嗦。每天早早地起床洗头发、梳头发，对着镜子照半天，还经常神神秘秘地待在自己房间，锁起房门。父母很是苦恼，难道这就是到了青春期的表现？

　　青春期的年龄范围一般是 11～15 岁，正值孩子初中、高中阶段。青春期出现生理急剧的变化，生长加速，同时出现乳房发育、体毛产生、变声等第二特征，以及出现月经和遗精现象。女孩进入青春期的年龄一般比男孩早两年。心理特征随着生理的变化也随之出现变化。青春期的心理特征包括以下几类。

◆ 思维进步：思维活动不再受思维内容的限制，可以依据假设进行逻辑推理，能解决诸如组织、包含、比例、排除、概率及因素分析等逻辑课题。

◆ 出现"叛逆期"：青春期孩子的成人感逐步建立，有强烈的独立感，对人、对己、对事物有自己的评价标准，极力想争取在社会关系中独立的地位，不希望大人对自己过多干涉，与父母的交流逐渐减少，并有冲突的现象。重视与同龄伙伴的交往，并愿意相互交流。

◆ 情绪容易激动和多变：常为某些小事而出现振奋、激动、发怒等现象，短暂的能量暴发超过成人，但情绪总的发展趋势是由外露逐步转向内隐。

◆ 兴趣广泛而易变：青少年期对许多事物都有强烈的兴趣，但兴趣往往不能长久，容易更换兴趣对象；一些人同时对多方面的事物感兴趣，但只是面面俱到，比较肤浅。在兴趣增加的同时，容易出现许多幻想，对自己的职业、前途有各种不同的设想版本。

◆ 性心理发展：对性功能产生兴趣和好奇，异性之间在一定时间先出现"反感"期而有回避现象，后表现出对异性有爱慕的感觉，并有交往过密现象发生。一些人有早恋、自慰行为。

　　促进青春期心理健康，首先要建立健康的人际交往，青少年期人际交往的特点是追求互相忠诚信赖，保守秘密，不

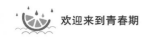
计较结果。与人交往应不要局限于小群体内,应有与人为善和扶弱助强的交友道德,提倡公开竞争和友好竞争。不要嫉妒和欺负别人,既有独立性,又不能孤独,关心他人又不能干涉他人,要善意赞扬他人,也要敢于坦率、直言不同意见等。

其次,尽量消除心理代沟。父母要尊重子女,在教育方式上与时俱进,平等相待,不宠爱、不溺爱,不将子女作为自己情绪的发泄对象;子女更应尊重和体谅父母,与父母交流,得到父母的支持和理解。

最后,正确处理青少年期面临的自我矛盾,常表现为对自己要求过高,客观却不能达到这个高度;以为自己成人化,客观发现别人仍视其为未成年人;想要建立自身认同,客观自我却必须得到社会认同等。作为成年人,我们要帮助青春期孩子避免出现"越轨"行为、自伤行为、逆反行为、性过失及其他不良行为。

面对考试好焦虑,该怎么办

 TA 的故事

今年就读高二的小苏学习成绩优秀,但隔三岔五的考试让她很是疲惫。最近两个月突然每次考试前，小苏就会感到心脏"怦怦乱跳"，像是胸口揣了一只兔子。看到试题她就感觉大脑一片空白，会做的题也做不出来，还有几次总想上厕所，成绩自然下降了很多。小苏已经连着三次考试前请假不去学校了。

我们每个人都会经历各种各样的考试，考试的目的是检查学生的学习能力和知识储备，当然重要的考试可以提供机会，甚至改变命运。

有的人对考试过分紧张，出现考试焦虑的情况。考试焦虑表现为在考试前或考试期间产生的紧张、焦虑、恐惧、烦躁等负面情绪和身体反应，影响考生的思维、注意力和记忆力，从而影响考试成绩的表现。常见的原因有几点。

◆ 对结果过度期望：考生可能对自己有很高的期望，希望自己能够取得好成绩，这种期望可能导致焦虑和压力。

◆ 缺乏自信：考生可能对自己的能力缺乏信心，认为自己无法胜任考试或无法达到自己的期望。

◆ 时间不足：考试时间可能不足以完成所有试题，或者时间不足以让考生充分思考和回答问题，这可能导致考生感到焦虑和紧张。

◆ 考场环境：考场环境可能对考生产生一定的影响，例如考场气氛、噪音、光线等都可能让考生感到不适。

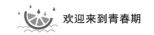

◆ **缺乏准备**：如果考生没有充分准备考试，或者在考试前没有进行足够的复习和练习，就可能感到不安和焦虑。

　　缓解考试焦虑的方法有哪些呢？首先，正确看待考试的目的和意义，考试不是终点，而是新的开始。它是一个检验学习成果、查漏补缺的过程，也是帮助学生做出适合自己的选择的机会。因此，学生应该以积极的态度面对考试，将其视为自我提升的机会。其次，充分准备，制订科学的复习计划，包括按学科划分复习内容、根据自己的能力情况做计划，并合理安排时间进行复习。这样可以帮助学生在考试前做好充分的准备。还要保持常态作息，充足的睡眠和规律的作息对于保证精力充沛、心理宽舒与平衡至关重要。最后，学会放松。考试前和考试期间，学生应该学会放松自己，例如通过听音乐或进行适当的运动来减轻紧张和焦虑。当然如果考生感到考试焦虑已经严重影响自己的学习和生活，自己无法调节，可以寻求心理咨询师或者医生的帮助。

青柠课堂

　　考试是学习和成长过程中的一部分，它提供了检验知识和技能的机会。正确看待考试，合理安排学习和休息时间，以及保持良好的心态，对于学生来说至关重要。

学习交朋友是人生的"必修课"

 TA 的故事

> 静静这几天很不开心，原因是她带漫画书到教室看被老师知道了，还被要求请家长。她怀疑是朋友小丽告密的，因为她没有借给她那本她最喜欢的漫画书。但静静也懒得去找她质问，而是对小丽爱答不理，小丽跟她说什么她都阴阳怪气，原本亲密无间的两个朋友变得非常疏远。

朋友是生活中不可或缺的一部分，他们陪伴我们度过人生的各个阶段，分享我们的喜怒哀乐。

朋友是心灵的慰藉，在遇到困难、挫折或痛苦时，朋友是第一个站出来为我们提供帮助和支持的人，他们能够理解我们的感受，给予我们鼓励和建议，帮助我们走出困境。朋友是生活中的陪伴，有很多美好的时刻，比如旅行、庆祝生日或取得成就等，与朋友一起分享这些时刻会让这些经历变得更加难忘和有趣。朋友还是学习的榜样，我们会从朋友那里学到新的技能和知识，拓展自己的视野和兴趣。朋友之间的互相学习和交流，可以让我们不断地成长和进步。当然朋友也需要相互尊重和理解，尊重彼此的个性和差异，在相处过程中，我们需要学会理解和包

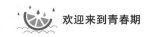

容对方的想法和行为,避免因为误解或偏见而产生矛盾和冲突。

朋友间的友情也有局限性。友情并不是永恒不变的,需要我们去维护和保护。一旦我们忽略了对友情的维护和保护,那么它就会逐渐减弱或消失。友情也并不能解决所有的问题。有些问题需要我们自己去面对和解决,不可能总是依靠别人来帮助解决。而且,友情并不是所有人都能够拥有的。每个人的人生轨迹都是不同的,很多人会在不同的时间遇到不同的人。如果我们不能和一些人建立友情关系,也不要过于沮丧。

要注重学生时代的友情培养,多交朋友。学生时代的情谊是青春的印记,是生命中最珍贵的财富,将来无论大家是何种身份,身在何方,都会特别珍惜这份情感,怀念这一生中的青葱岁月。对待朋友最重要的是要真心坦诚,交朋友的目的不是去利用或者嘲笑,否则再多的朋友都会离你

青柠课堂

友情是人际关系中非常重要的一环,需要我们在生活中正确看待它。我们应该认清友情的真正含义,了解友情的局限性,并且需要培养和保护我们的友情关系。只有这样,我们才能够在生活中得到朋友真正的支持和帮助。

远去。交朋友一定要多一些尊重和理解,学会站在对方的立场去考虑问题。一定要多沟通多交流,尤其遇到有冲突的时候,能够快速化解矛盾。对待朋友还要多一些关心,必要时给予帮助,但也要有适度的距离感,避免过分依赖和亲密,留有一定的空间。

向校园暴力说"不"

 TA 的故事

> 　　中学生栗子是一名"留守"儿童,这几年一直被同学欺负,经常要交"保护费",还要帮那些同学背书包、写作业,一旦反抗就会在放学路上被暴打一顿。栗子不敢告诉老师,也不敢告诉家长,就怕被报复。他一直想"忍忍吧,再忍忍吧",但是担惊受怕的日子真的很难熬。

　　暴力行为作为一种社会现象,广泛存在于各个领域。根据其行为特点和发生场景,暴力行为可分为家庭暴力、校园暴力、社会暴力等多种形式。这些暴力行为不仅给受害者带来身体上的伤害,更造成心理上的创伤,甚至导致生命

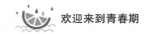

安全受到威胁。

暴力行为的产生是多方面的。从个体心理角度来看，性格缺陷、心理失衡、情绪失控等心理因素都可能成为引发暴力行为的导火索。同时，社会环境中的贫困、失业、家庭矛盾等社会问题也容易导致个体产生暴力倾向。此外，文化背景中的价值观、道德观、风俗习惯等也对暴力行为产生影响。

暴力行为对社会、家庭和个人都产生了严重的负面影响。在社会层面，暴力行为破坏了社会秩序和稳定，削弱了社会凝聚力和信任度。在家庭层面，暴力行为导致家庭成员之间的关系破裂，甚至引发家庭悲剧。在个人层面，暴力行为给受害者带来身心创伤，影响其正常生活和成长。因此，我们必须采取有效措施减少和消除暴力行为。

这些年国内校园暴力事件频发。校园暴力是指在教室内外、学校周边、上下学途中、网络上发生的，以及在其他所有与校园环境有关的情境下发生的暴力行为。按照施害者和受害者类型，校园暴力可分为：学生之间的暴力、师生之间的暴力、校外人员与校内师生之间的暴力。按照表现形式，校园暴力可以分为：身体暴力（包括体罚）、情感或心理暴力（包括言语暴力）、性暴力（包括强奸和骚扰），以及欺凌（包括网络欺凌）。面对校园暴力，我们可以通过以下方式应对。

◆ 寻求帮助：如果自己遇到或看到校园暴力事件，请及时向学校或当地警方报告。同时，也可以向家长、老师、社会工作者等寻求帮助和支持。

◆ 保护自己：在遇到校园暴力时，首先要保护自己的安全。如果可能的话，尽量避免与暴力行为者直接冲突，可以选择逃离现场或寻求他人的帮助。

◆ 记录证据：如果可能的话，记录下校园暴力事件的详细信息，包括时间、地点、参与人员、暴力行为的具体情况等。这些证据将有助于后续的调查和处理。

◆ 寻求心理支持：校园暴力会对受害者的心理产生极大的影响，因此受害者需要寻求心理支持。可以向心理咨询师、心理医生等专业人士寻求帮助，也可以通过与亲友交流、参加心理辅导等方式缓解心理压力。

◆ 倡导预防：预防校园暴力的发生是非常重要的。学校和社会应该加强对校园暴力的宣传和教育，提高学生和家长的意识和重视程度。同时，也应该加强对校园安全的监管和管理，及时发现和处理校园暴力事件。

青柠课堂

遏制暴力行为，需要加强法律法规的制定和执行，提高暴力行为的违法成本；加强心理健康教育，提高个体的心理素质和应对能力；加强社区或学校环境建设，营造良好的氛围和人际关系等。

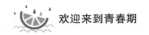

玩游戏都是不好的吗

 TA 的故事

> 李米是一名高中生，这一年里他一直沉迷于网络游戏。父母问他打游戏到底有什么好，他说游戏中的成功让他有一种自豪感，沉浸在游戏里仿佛烦恼都没了。逐渐地，李米玩起游戏来废寝忘食，不愿与老师、同学交流，也不愿与家人沟通，身体越来越差，成绩也越来越糟糕，周围的人都替他着急，但他就是不肯罢手。

近年来，很多孩子甚至大人都会"机"不离手，沉迷于网络游戏，为此荒废了学业，影响了工作，茶饭不思，减少与人的交流，最终导致亲子关系受损或者夫妻关系破裂。而未成年人正处于脑部发育的关键阶段，容易被网络游戏中的即时满足感和刺激感所吸引，部分孩子甚至会借此来逃避现实生活中的认同缺失和情绪压力。而且长时间面对电脑或手机，日常的生活规律被打破，体质也随之变差，容易出现心理问题，如注意力涣散、自控力差、易怒、焦虑、自卑等。与网络游戏成瘾相关的不良事件屡见不鲜，成为家长们的"心腹大患"，孩子一玩游戏就会让有的家长"如临大敌"，把孩子的一切问题都归因于玩游戏。

其实游戏行为本身并没有坏处，健康、合理的游戏行为有助于人类天性的抒发、智力的发展和创造力的提升。也并不是所有游戏时间过长的行为就是游戏成瘾。随着网络和电子竞技的发展，有一部分特殊的群体以"玩游戏"作为自己的职业。在他们之中有电子竞技的职业选手，有以直播游戏体验为生的主播，也有以帮助客户完成游戏内容的"代练"。他们每天需要花费 8 个小时以上与游戏打交道，但这是他们的工作，并不是成瘾。对于普通人群而言，有时情绪不佳或者压力过大可能暂时通过大量玩游戏释放压力，但游戏之余仍然能有规律地正常生活，当然也不是游戏成瘾。

游戏成瘾，又称游戏障碍，2018 年被世界卫生组织（WHO）正式纳入《国际疾病分类》第 11 版的精神疾病范畴，因此游戏障碍是一种精神疾病。如下述特点持续 1 年以上，或未达 1 年但症状很严重，符合以下所有标准，那么就要警惕是否已经发生游戏成瘾了。

◆ 不能控制地持续或反复玩游戏（"数字游戏"或"视频游戏"），包括在线或脱机。

◆ 只顾玩游戏而放弃其他兴趣、活动，甚至不顾吃饭、睡觉。

◆ 由于长时间玩游戏出现负面后果，仍持续玩。

◆ 玩游戏的行为严重影响到个人、家庭、社会、教育、职业

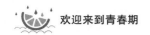

功能。

儿童、青少年可通过以下几点预防游戏成瘾：正确认识疾病，不恐惧，不回避，不夸大；广泛发展和培养积极的兴趣爱好，保持规律、良好的生活作息；学习心理健康知识，学会正确地表达和疏导情绪；学会与父母、老师及时有效地沟通，必要时主动寻求专业的指导和帮助。

而父母则需要做到尊重儿童、青少年个性发展，提供私人空间；以身作则，避免在儿童、青少年面前过度使用电子产品或者玩游戏；适当监督和规范儿童、青少年使用电子设备的时间，与他们一起讨论并制定规则；加强亲子陪伴，避免忽视；如果孩子已经出现游戏成瘾，及时求医。

青柠课堂

网络和游戏可以说是一把"双刃剑"，怎么去用好它是非常值得学习的事情，对于儿童、青少年来说正确的引导最重要。防范青少年沉迷网络游戏是一个复杂的系统工程，除了我们自己的努力，当然也需要政府主管部门、学校、家庭及企业多方协作。

长相真的那么重要吗

 TA 的故事

> 小玥特别羡慕班里漂亮的同学，她总觉得自己不够好看，别人不喜欢她。慢慢地，她开始讨厌自己的相貌，害怕和别人相处，不敢直视他人，常会低头、脸红，不愿去人多的地方。

俗话说，"脸是人的第一张名片"。当今社会是一个"看脸"的时代，好的相貌有一定的优势。长相作为每个人的第一印象，在人际交往中无疑扮演着重要的角色。但如果对长相过度关注可能会出现容貌焦虑。

容貌焦虑是指过度关注自己的容貌，并对自己的容貌进行无意识的贬低、臆想。一般容貌焦虑者在与他人见面时会因为容貌感到紧张、焦虑、不安、注意力不易集中，若是通过文字、语音等方式接触他人，并不会产生不适感。严重者在与他人交谈时，不敢直视他人，常会低头、脸红，甚至产生回避行为。容貌焦虑者本身没有容貌绝对缺陷，但总对自身的容貌产生自卑和不满情绪。主要是受到外界对颜值的看法影响，产生了一种畸形的颜值观，认为只有变美才可以获得自信和更多的关注，部分患者会不惜花重金进行各

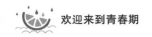

类医疗美容或整形手术来达到变美的效果。

　　容貌焦虑者如何自我调整？首先，要明确长相并非一个人的全部。它只是一个人外在的一部分，不能代表一个人的内在品质、能力和性格。因此，我们不能仅凭长相就对一个人做出全面的评价。其次，长相虽然有一定的遗传因素，但后天的努力和保养也同样重要。一个人可以通过良好的生活习惯、健康的饮食和适当的运动来改善自己的外在形象。此外，化妆、发型和穿着打扮等也可以在很大程度上影响一个人的外貌。因此，我们不应该过于苛求自己的长相，而应该通过努力让自己看起来更加精神和自信。再次，我们应该尊重每个人的长相。每个人都有自己的美，这种美可能体现在五官的精致、身材的匀称，也可能体现在气质的独特、表情的生动。我们应该学会欣赏不同类型的美，而不是用统一的标准去衡量所有人的长相。同时，我们也应该避免对他人进行外貌上的歧视或攻击，这样的行为既

青柠课堂

　　我们应该以客观、尊重和包容的态度看待长相。不要过分强调外貌的重要性，也不要忽视后天努力对于改善外貌的作用。同时，我们应该学会欣赏不同类型的美，并尊重每个人的独特之处。

不礼貌也不尊重他人。最后，我们应该明白，长相并不是决定一个人价值的唯一因素。一个人的价值应该更多地体现在其品德、才华和为社会做出的贡献上。因此，我们应该更加注重培养自己的内在品质和能力，让自己成为一个更加优秀的人。

关于金钱，看法各异

三毛曾说："世上的喜剧不需金钱就能产生，可悲剧大半和金钱脱不了关系。"你对待金钱的态度，决定了你的人生是一出悲剧还是喜剧。《茶花女》中有一句名言："金钱是好仆人、坏主人。"我们是做金钱的主人，还是做金钱的奴隶，反映了两种不同的金钱观。

金钱是一种普遍使用的交换媒介和价值储存工具，它在社会和经济活动中发挥着重要的作用。通俗地说，钱是一个人在社会上生活下去的基础。金钱虽然不是万能的，但金钱却是生活必不可少的东西。就目前来说，如果一个人没有了金钱，可能连生存都会成为问题。对于金钱的看法因人而异，不同的人会有不同的观点。

有些人认为拥有大量的金钱是成功的标志，因为它代表了个人在社会和经济领域中的成就和地位。有些人认为金钱是生活的必需品，因为它可以用于购买食物、住房、教育、医疗等支出，以及提高生活质量和幸福

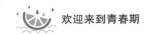

感。有些人认为金钱是一种工具，是一种用于实现目标和愿望的工具，可以将金钱用于慈善、旅行、文化娱乐等方面。

金钱并不是衡量一个人价值的唯一标准。虽然金钱在现代社会中扮演着重要的角色，但我们不能把金钱视为一切。我们应该重视人际关系、品德、健康和幸福等其他方面的价值，而不仅仅是追逐金钱的积累。

金钱可以帮助我们满足基本的生活需求，提供教育、医疗和其他重要资源。但是，追求金钱的过程中，我们不能忽视了其他重要的事情，如家庭、友情和个人成长。我们应该把金钱作为实现更大目标和追求更有意义的生活的手段。

我们应该树立正确的金钱管理观念，包括理性消费、储蓄和投资。我们应该根据自己的实际情况和目标，制订合理的预算和理财计划，并避免过度消费和债务的累积。同时，我们也应该学会投资和理财，让金钱为我们创造更多的价值。

最后，我们应该以诚信和道德为基础来处理金钱。俗话说：君子爱财，取之有道，用之有度。当一个人不择手段地获得金钱时，必将为自己的行为付出代价。所以金钱的获取和使用应该遵循法律和道德的规范。对金钱的有效利用，可以提升人生的幸福感。把金钱用在正确的地方，可以减轻人生的负担，增加精神的愉悦。

青柠课堂

　　无论个人的看法如何，金钱在社会和经济活动中都扮演着重要的角色。然而我们也需要注意到金钱的局限性和负面影响，例如金钱可能带来的贪婪、腐败、不公平等问题。正确的金钱观念对于我们的个人和社会发展都非常重要。通过树立正确的金钱观念，我们可以更好地实现个人的幸福和社会的繁荣。

青春期的恋爱并不简单

TA 的故事

　　刘妈妈偶尔看小刘放学路上单独和一个男同学走在一起，两个人说说笑笑，关系甚是亲密，这可把刘妈妈急坏了，心想：这孩子才刚刚升了初中，难道就早恋了！万一影响学习怎么办？万一被伤害了怎么办？

　　多少父母面对孩子早恋都会战战兢兢，手足无措，甚至把早恋视若洪水猛兽，怕影响孩子情绪，怕影响孩子学习，怕有不良的后果。

爱情本身是一种复杂而美好的情感,它涉及人类最深层的情感和需求。对于爱情的理解和看法因人而异,每个人都有自己的观点和体验。爱情通常表现为两个人之间的深厚感情,包括互相吸引、关心、尊重、理解和支持等。爱情是人类生活中非常重要的一部分,它可以带给人快乐、安慰和力量,帮助人们克服困难和挑战。爱情是一种选择,是一种基于意愿和自由的选择。人们可以选择与谁建立爱情关系,并且这种选择是基于相互吸引和认同的。

爱情不是一种简单的感情,它需要双方不断地努力和付出,需要相互支持和理解,才能保持健康和持久。在爱情中,尊重和理解是非常重要的。尊重对方的意愿和选择,理解对方的情感和需求,是维持健康爱情关系的关键。同时,爱情也需要建立在诚信和忠诚的基础上,相互信任和诚实是爱情的基石。

青春期的爱情跟成人可能不太一样,青春期恋情通常被称为"早恋",指 18 岁以下的青少年建立恋爱关系或对他人产生爱意的行为。"早恋"相较于"青春期恋爱",隐含来自社会观念的否定色彩。关于青春期恋爱,大部分人选择恋爱对象时会出于好奇、真心喜欢和享受追求与被追求的过程。在社会大环境的压力和价值取向的影响下,大部分国内青少年会向父母和老师隐瞒自己的恋爱情况和性行为。青春期恋爱对人既有积极作用,也有消极作用。一方面,恋爱可以让青少年们满足亲密关系的需求,促进个人成熟和丰富感情经验,帮助青少年自我认同、自我接纳。另一方面,在恋爱过程中，因为青少年普遍缺乏成熟的情绪管理能力，他们可能会体验更多的情绪波动，并影响他们的日常社交和学业发展。

此外，青少年没有接受过全面性教育，也没有得到足够的社会支持时，非意愿妊娠、传染性传播疾病、攻击行为等情况也可能会在青春期恋爱期间出现。总的来说，对于早恋的看法因人而异，但无论如何未成年人应该树立正确的价值观和恋爱观，学会尊重自己和他人，避免受到伤害。同时，家长、学校和社会也应该加强对未成年人的教育和引导，帮助他们建立健康的人际关系。

活在当下，让生活更有意义

有的人总喜欢"怀旧"，可能曾经有没完成的某件事情、没实现的目标，在内心留下难以忘记的念头，成为了执念，从而反复回忆过去；也可能对于当前现实生活的不满足，通过回忆过往而逃避现实中存在的问题；还可能因为某些疾病的影响，出现反复回忆。还有的人总是担心"未来"，比如在工作的时候想着周五晚打游戏，在周末休息的时候为下周的学习焦虑，复习的时候害怕下周考试不好，和朋友出去玩的时候想着要早点回家。

当我们在各种情绪、回忆、幻想、执着与期望之间来回切换的时候，我们便没有余力关注当下了。一会儿为过去后悔自责，一会儿为以后担惊受怕，明明花了很多体力、脑力和意志力,但是学习或工作时间很长,效率却很低,休息完还是觉得累。当我们活在当下时,我们的注意力就不会再像猫咪那样,把每一分每一秒专注在捕捉闪烁不定的光影上,不去反复斟酌过去了的某件事情,不去反复掂量未来的某种可能,不被这些虚拟的概念侵蚀。

"活在当下"其实是一个常用的哲学概念,强调的是人们应该专注于此刻的经历和感受,而不是过分担忧未来或沉迷于过去。这个概念在许多文化和宗教传统中都有体现,如佛教的"无我无执"或道家的"无为而治"。"活在当下"并不意味着忽视未来或否认过去的存在,而是主张我们应该以一种更加平衡、宁静的心态来面对生活的挑战。当我们过于关注未来或者过去,我们可能会忽视现在的快乐和痛苦,从而错过生活中许多重要的瞬间。

为了"活在当下",我们可以尝试以下方法。

◆ 保持正念:时刻提醒自己,现在的每一刻都是生活的一部分,都值得我们去珍惜和体验。将注意力集中在呼吸上,感受每一次的吸气与呼气。这不仅可以帮助你从繁忙的思绪中抽离出来,还能加深与自己内在的联系和沟通。将注意力集中在身体的感觉上,比如早晨醒来时觉知身体与床接触的感受,刷牙时觉察牙齿的感受等。这种做法有助于将身体感受与当下所做的事情联系起来。

◆ 学会放下:放下过去的痛苦和未来的焦虑,专注于现在的感受和经历。学会将自己从负面情绪中拉回,通过观察周围的行人或环境来转移注意力,避免新的思绪干

54

扰。将生活分成一件件去做,一次只完成一项任务。通过这种方式,你可以最大程度地减少对未来或过去的担忧,因为你知道生活是可控的。

◆ 深入体验:通过冥想、艺术创作、欣赏自然等方式,深入体验现在的每一刻,感受生活的美好和丰富。在进食、运动、洗澡或听音乐时,专注于当下的感官体验。比如,开始进食前仔细体验食物的味道和口感,或是在洗澡时注意水流经过身体的感觉。

青柠课堂

"活在当下"是一种生活态度,它提醒我们要珍惜每一刻,以平和的心态面对生活的挑战,从而获得更加充实和有意义的生活。

太调皮的孩子一定有多动症吗

 TA 的故事

小豆子今年读 1 年级了,上课坐不住,小脑袋转来

转去，一会儿拿后桌同学的铅笔，一会儿拉前桌同学的小辫子，一会儿又爬到了桌子底下。下了课更是不停地吵闹，经常跟同学打架。在家里看书写作业也是三分钟热度，总是"开小差"，所以成绩也不太好。

好动是孩子的天性，他们总是对周围的事情充满好奇，但活泼好动是有范围的，超过了范围也许是患了多动症。

注意缺陷多动障碍（ADHD）简称儿童多动症，多发生于幼儿园到小学低年级的孩子。我国儿童患病率为5％左右，目前病因尚不明确。怎样确定孩子是否患多动症，根据国际诊断标准，这类儿童必须有注意力不集中、冲动任性和活动过多三个特征。

◆ 注意力不集中：常表现为做事情往往有始无终；上课常常不听讲；注意力容易随境转移；很难集中思想做功课和从事其他需要长时间集中注意力的事情；很难坚持进行某一种游戏或玩耍。

◆ 冲动任性：常表现为想到什么就做什么；过于频繁地从一种活动转移到另一种活动；不能有条不紊地做事情；需要他人予以督促照料；常在教室里突然大声叫喊；在游戏或集体活动中不能耐心地等待轮换。

◆ 活动过多：常表现为坐立不安；经常奔跑；难于待在教室的座位上；躺在床上还常常扭动翻身；终日忙忙碌

碌，没完没了；7 岁以前开始出现多动现象；至少持续 6
个月。

在诊断该疾病时，应注意以下两点。第一，在允许活
动的场合，如下课时、放学后，不管孩子的活动多么厉害，
也无诊断意义。只有在不该活动的场合，如上课时、做作
业时，而他仍约束不住，始终动个不停，才有诊断意义。
第二，如只有活动过度，而无注意力涣散，不能诊断为多
动症。相反，若注意力涣散明显，而无活动过度，才应考虑
有多动症的可能，因为有的儿童属于所谓的"不伴多动的多
动症"。

在美国，从 1979 年起，根据多动症最为常见和突出的
症状是注意力集中困难，已把"多动症"改称为"注意缺陷
症"，并分为"注意缺陷伴多动"及"注意缺陷不伴多动"两
种，后者也就是"不伴多动的多动症"。

注意缺陷多动障碍可从儿童阶段一直持续到成人
阶段。患者需要完善的心理评估，如韦氏儿童智力量
表。通过量表可以了解孩子的智力水平，患者的智商多
在正常范围。其他常用问卷包括 SNAP-Ⅳ 评分量表和
Conners 儿童行为问卷（包含父母问卷、教师问卷和简明
症状问卷三种形式）。

药物治疗的效果比较肯定，常用药物如哌甲酯、托
莫西汀等。心理治疗包括家庭治疗，父母管理培训等。
此外，其他非药物治疗的方法也能够取得较为理想的
结果。

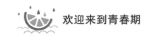

认识焦虑障碍

 TA 的故事

> 还有 1 个月就要中考了，齐齐总是感觉心慌慌的、胸闷闷的，有时甚至透不过气来，手脚也会发麻。妈妈带他到医院做了全身检查也没有发现明显的异常，医师说这可能是焦虑的表现。

经常有人说自己很焦虑，是不是得了焦虑症？确实，焦虑情绪无处不在，小时候我们为考试和学习焦虑，长大了我们为工作和育儿焦虑，老了我们为自己的身体健康焦虑。也许有一天，你突然发现，人生旅途就是不断地与各种焦虑抗争。实际上，适度的焦虑、紧张情绪会帮助我们，让我们的注意力更集中，效率提高，但如果过度的焦虑演变成焦虑症的话会牵绊我们，让我们疲惫烦躁，无法正常生活。

焦虑症也称为焦虑障碍，包括那些过度害怕和焦虑，以及有相关行为紊乱特征的障碍。焦虑障碍包括很多种类，常见的如广泛性焦虑障碍、惊恐障碍、社交焦虑障碍、特定恐惧症及分离性焦虑障碍等。

分离性焦虑障碍常见于儿童，表现为害怕离开家或不愿与依恋的对象分离，通常是母亲或外婆等养育者，还可以伴有噩梦和躯体症状，因此导致学业困难。

恐惧症是指对某一物体或某种情境过度恐惧伴有回避，恐惧程度和真实风险不相符合，如看到狗，听到狗的声音或看到狗的图片就会非常恐惧，伴有心跳加快、发抖、出汗，需要马上逃离。还有常见的恐高、晕针等都属于此类。

社交焦虑也称为社交恐惧，也就是我们平时说的"社恐"，主要症状表现为害怕在小团体中被人审视，一旦感觉到别人在注意自己，就会开始感到不自然，甚至心跳加快、恶心、脸红或尿急等自主神经紊乱症状，常常害怕跟人接触，害怕当众发言或演讲。严重的社交恐惧症患者可能因回避恐惧对象而导致社会隔离，整天待在家里，不愿外出，影响工作和学习。

惊恐障碍主要表现为反复的惊恐发作，发作时会有心慌气短、胸闷、喉部哽噎感，甚至濒死体验，这是因为胸肌过度紧张、喉肌痉挛所致。恐惧使呼吸急促，造成过度换气，使体内二氧化碳含量减少，引起肌肉痉挛，紧绷的肌肉压缩血管，造成肢体刺痛及麻木感，嘴唇、手掌、脚的痉挛感，以及胸部、颈部的压迫与收紧感。此外，还会出现一些恶心、腹部不适、视觉障碍的症状。过度换气也会造成脑部血管收缩，并使氧气的供应受到影响，造成眩晕、不真实感、注意力无法集中、思考中断，使得焦虑更加强烈。如果你正常或缓慢地呼吸，并合并身体活动时，所有过度换气的症状都会消失。

广泛性焦虑障碍是以持续的紧张不安，伴有自主神经功能兴奋和过分警觉为特征的一种慢性焦虑障碍，是最常见的一种焦虑障碍。患者的紧张往往是泛化的、过度的，对

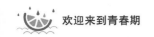

任何事情都担心,对发生概率非常小的事情也会担忧,比如总担心楼会塌,担心家人会出意外等。患者常具有特征性的外貌体征,如面容扭曲、眉头紧锁、姿势紧张,并且坐立不安,甚至有颤抖,皮肤苍白,手心、脚心出汗等,可以出现在任何年龄。

焦虑障碍的治疗主要包括心理治疗和药物治疗,当通过自己的调节无法缓解症状并且严重影响工作和学习时,建议咨询专业的医生或心理治疗师。

强迫症是一种病吗

 TA 的故事

小尤从小就喜欢数字,看到马路上的车,总会记一下车牌号。小尤最近上初中了,出现了一个奇怪的习惯,每天上课前都要反复数自己的铅笔、圆珠笔和橡皮擦,教室里的桌子、椅子也要数一遍,甚至课本上的字数也要数一数。他觉得如果不进行这些计数,就会有不好的事情发生。这种行为让他的学习和生活都受到了影响,他的家人也感到担忧,医生说这可能是得了强迫症。

强迫障碍也就是我们常说的强迫症。提起强迫症，很多人就会想到"洁癖"，反复洗手，过度清洁，过分地爱干净。当然强迫性清洁是一种常见的强迫行为。但是强迫症状是非常多变，或者可以说是形形色色的。核心症状是强迫思维和强迫行为。

强迫行为除了强迫性清洁外，常见的还有强迫性检查，做事总不放心，反复检查，比如反复关水龙头、关煤气、锁门等。强迫性计数，如见到路灯、树、台阶等就控制不住的反复数数。强迫性仪式动作，比如睡觉前有固定的一套程序，必须先干什么后干什么，如果被打断又要重新来过。强迫行为一般继发于强迫思维或者受其驱使，多为非自愿的，但又很少被克制。

强迫思维是指头脑中反复出现的、不需要的或闯入性的想法、怀疑或冲动。一般包括怕脏、怕给自己或他人带来伤害，需要对称、精确、有秩序，对宗教的关注或对道德的思考等。常见的形式有以下几类。

◆ 强迫性担心或怀疑：担心已经做过的事情没有做好、怀疑被传染了某种疾病、担心自己说错话而被人误会等。

◆ 强迫性回忆：反复回忆经历过的事件、听过的音乐、说过的话、看过的场面，甚至连童年时与人发生过的口角、打斗欺负等情景也会反复思考。在回忆时如果被打断，就必须从头开始回忆。

◆ 强迫性对立性思维：反复思考两种对立的观念，如"好与坏""美与丑"等。

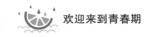

欢迎来到青春期

◆ 强迫性穷思竭虑:思维反复纠缠在一些缺乏实际意义的问题上不能摆脱,比如"眉毛为什么长在眼睛上面"。

还有一种强迫表象,脑子里会反复出现某种图案、线条、符号,或者一段乐曲在脑中单曲循环,没有意义但不受患者控制,挥之不去。患者通常可以认识到都是自己的想法和感受,并且也认为是不合理的或者没有必要的,但难以克制和放弃,并为此感到苦恼、焦虑或痛苦不堪。

强迫症的诊断主要靠临床症状表现,患者往往会感受到巨大的精神痛苦,强迫症状会对患者的日常生活、工作和学业造成明显的负面影响。目前强迫症的治疗方法主要包括药物治疗、心理治疗和物理治疗等。

抑郁障碍不是单纯的情绪不好

 TA 的故事

高中生小宇半年来感觉各种身体不舒服,一会儿头痛,一会儿胃痛,一进学校大门就感觉呼吸不畅,浑身难受。各种先进的医疗设备都没能查出究竟哪里出了问题,内科医生请心理科协助会诊。在会诊过程中,小宇表示半年来经常不开心,觉得压力大,为了赶作业每天只能睡 5～6 个小时，白天疲劳、没精神，莫名地烦躁不安，想流眼泪，一点事情就会委屈难过，好久都缓不过来，甚至觉得活着没意思。上课也经常发呆，注意力不集中，感觉自己"脑子变笨了"。经诊断，小宇可能患了抑郁症。

怎么判断自己有没有得抑郁症？先来做做以下四个题目吧。

1. 过去几周（或几个月）你是否感到无精打采、伤感，或感觉生活的乐趣少了？
回答"是"为阳性。
2. 除了不开心之外，是否比平时更悲观或想哭？
回答"是"为阳性。
3. 你经常有早醒吗（事实上你并不需要那么早醒来）？
回答每月超过 1 次为阳性。
4. 你近来是否经常想到活着没意思？
回答"经常"或"是"为阳性。

如果以上四个问题的答案都是阳性的话，我们要高度怀疑患抑郁症的可能。

抑郁症也就是抑郁障碍，是一种常见的精神问题，主要表现为情绪低落、兴趣减少和各种躯体症状，可显著影响个

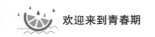

体的身心健康、社会交往、工作学习能力及躯体活动。

很多人对抑郁症并不重视,认为这只是情绪不好,自己调节一下就行。其实抑郁症可没那么简单,有专家表示,如果不能得到有效治疗,10%~15%的抑郁症患者最终可能会自杀,但如果能够得到早期诊治,70%以上的抑郁症患者可以获得显著的情绪改善。

抑郁症是一种疾病,可以发生在任何人身上,包括老年人、妇女和儿童。抑郁的症状非常丰富,可以表现为情绪低落,兴趣减退;感到悲伤,认为生活没有意义;对日常工作生活感到困难;自责、内疚绝望;焦躁不安,易怒;失去食欲,睡眠增多或减少;失去自信,自我评价低;缺乏动力,没有积极性;注意力无法集中,感到记忆力变差;有伤害自己或消极自杀的念头;消极地看待这个世界。

抑郁症是可以治疗的,有心理治疗、物理治疗等非药物治疗,也有抗抑郁药物治疗,或者两者兼用。如果认为自己患有抑郁症,应首选去医院心理科或精神科就诊。除此之外,还可以尝试这些方法:常与家人和朋友联系;经常运动,哪怕只是短距离散步;坚持规律的饮食和睡眠习惯,避免或限制酒精摄入并避免使用非法药物;同自己信赖的人谈论感受;寻求专业人员的帮助,如社会工作者或心理治疗师;要有耐心,相信通过正确的治疗,症状会有所改善;继续坚持以前喜欢的活动。

睡眠障碍不止失眠

 TA 的故事

> "一只羊，两只羊，三只羊……"毛毛已经记不得数到第几只羊了，但还是睡不着，眼睛酸得像没熟的杏子，脑子却异常清醒。"哎！"她叹了口气，不知道为什么这段时间总是失眠，难道因为奶茶太好喝了，还是因为下周的期末考试？

很多人认为睡眠障碍就是失眠，而实际上睡眠障碍是一个大类，除了失眠外，还包括异态睡眠、睡眠相关呼吸障碍、睡眠相关运动障碍等。其中，失眠的发生率最高，据统计全球约 1/3 的人都受到失眠的困扰。失眠的定义是尽管有适当的睡眠机会和睡眠环境，依然对睡眠的时间和（或）睡眠质量相当长时间不满意，并且影响白天的日常生活。

《中国成人失眠诊断与治疗指南》制定了中国成年人失眠的诊断标准：入睡困难，入睡时间超过 30 分钟；睡眠质量下降，睡眠维持障碍，整夜觉醒次数 ≥2 次、早醒、睡眠质量下降；总睡眠时间减少，通常少于 6 个小时。

在上述症状基础上同时伴有日间功能障碍。睡眠相关的日间功能损害包括：疲劳或全身不适；注意力、注意维持能力或记忆力减退；学习、工作和（或）社交能力下降；情绪波动或易激惹；日间思睡；兴趣、精力减退；工作中错误倾向增加；紧张、头痛、头晕，或与睡眠缺失有关的其他躯体症状；对睡眠过度关注。

失眠的治疗主要包括药物治疗和非药物治疗两部分。非药物治疗包括睡眠卫生和心理治疗。睡眠卫生可以帮助患者建立良好的睡眠习惯，比如定时作息，减少情绪波动，白天增加户外活动，避免兴奋性饮料，如咖啡、奶茶等，睡前不使用手机、电脑等电子产品，尽量保证睡眠环境舒适等。认知行为治疗是最常用的心理治疗方法，失眠患者常对失眠本身感到恐惧，过分关注失眠的不良后果，常在临近睡眠时感到紧张、担心睡不好，这些负性情绪使睡眠进一步恶化，失眠的加重又反过来影响患者的情绪，两者形成恶性循环。认知治疗的目的就是改变患者对失眠的认知偏差，改变患者对于睡眠问题的非理性信念和态度。

睡眠限制法是常用的改善失眠的方法，通过限制卧床时间，提高睡眠效率，其具体做法是：先做一周的睡眠日记，包括几点上床、几点睡着、几点醒等；根据日记计算出该周每晚平均的睡眠时间和睡眠效率（睡眠效率为睡着时间占全部躺在床上时间的百分比）。例如一个人每晚卧床 8 个小时里只睡着 4 个小时，睡眠时间即为 4 个小时，睡眠效率为 50%。以上周平均每晚睡眠时间作为本周每晚可躺在床上的时间，但要固定起床时间，且卧床的时间不能低于 4 个小时。如果本周平均每晚的睡眠效率达到 90% 以上，则下周可提早 15～30 分钟上床；如果睡眠效率为 80%～90%，则下周维持原来时间；如睡眠效率低于 80%，则下周上床时间要推迟 15～30 分钟。根据上述原则，通过周期性促进睡眠效率，直至达到足够的睡眠时间。

这种治疗方法简便易行，但也需要有耐心，要坚持做睡眠日记，严格按自己的睡眠效率调整睡眠时间。

非药物治疗效果欠佳时可以采用药物治疗，助眠药物有很多种，常用苯二氮䓬类药物，如阿普唑仑、艾司唑仑，还有非苯二氮䓬类药物，如唑吡坦、佐匹克隆等，还有一些抗抑郁药物如曲唑酮、米塔扎平也有助眠效果。采用药物治疗时要特别注意药物的不良反应，需要专业的医生处方。

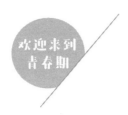
在青春期：生活方式与健康问题

肥胖的危害大

青春期是生长发育的关键时期。在这个阶段，身体和心理都经历着快速的变化。然而，肥胖问题在青春期日益凸显，给青少年的健康带来了诸多潜在危害。通过提高对肥胖危害的认识，采取积极的预防和干预措施，有助于青少年摆脱肥胖的困扰，拥有健康、快乐的青春期和美好的未来。

青春期肥胖对身体健康的影响广泛而深远。从心血管系统来看，肥胖会增加心脏的负担。由于体重超标，心脏需要更努力地工作来为身体各个部位供血。长期如此，容易导致心脏肥大，增加患心脏病的风险。同时，肥胖青少年往往伴有血脂异常，如高胆固醇、高甘油三酯等，并可持续到成年。这些都会促使动脉粥样硬化的发生，进而引发高血压、冠心病等心血管疾病，对生活质量，甚至预期寿命产生不利影响。

在呼吸系统方面，肥胖可能导致呼吸功能下降。过多的脂肪在胸部和腹部堆积，限制了肺的扩张和收缩，使肺活量减少。这不仅会使青少年在运动时感到气喘吁吁，还增加了睡眠呼吸暂停综合征的患病风险，影响睡眠质量和大脑的正常休息，白天嗜睡、乏力、注意力不集中，进而影响上课学习和日常生活。

内分泌系统也会受到青春期肥胖的冲击。胰岛素抵抗是常见的问题之一，这意味着身体细胞对胰岛素的反应不佳。为了维持血糖正常，胰腺会分泌更多的胰岛素。长期的高胰岛素水平可能导致胰岛功能衰竭，引发 2 型糖尿病。糖尿病不仅会引起多饮、多食、多尿等症状，还会引发各种并发症，如视网膜病变、肾病、神经病变等，严重影响生活质量。此外，肥胖还可能干扰激素的正常分泌，影响青春期的正常发育，如性早熟等。

肥胖对骨骼和关节的影响同样不容忽视。额外的体重会给下肢关节，如膝关节、髋关节等带来巨大压力，容易导致关节磨损、疼痛，甚至引发关节炎，影响行走和活动能力。对于正在生长发育的青少年来说，这可能影响骨骼的正常发育，导致骨骼畸形。

青春期肥胖还会对消化系统产生不良影响。脂肪肝是常见的并发症之一，过多的脂肪在肝脏堆积，影响肝脏的正常功能。同时，肥胖还可能导致胃肠蠕动减缓，引发消化不良、便秘等问题，增加胆结石、胆囊炎等疾病的发病风险。

在心理健康方面，肥胖的青少年更容易遭受来自同伴

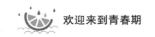
的嘲笑和歧视,从而产生自卑、焦虑、抑郁等负面情绪。这些心理问题可能影响社交能力和人际关系,导致孤僻、内向的性格,甚至出现社交退缩。

在学习方面,由于身体的不适和心理压力,肥胖的青少年可能会出现注意力不集中、学习效率低下等问题,影响学业成绩。这会进一步加重心理不适,引起不良膳食行为,形成恶性循环。

 青柠课堂

　　为了避免肥胖带来的危害,我们应该采取积极的措施来控制体重。合理饮食、适量运动、保持良好的生活习惯是预防和控制肥胖的关键。让我们行动起来,远离肥胖,拥抱健康的生活。

减肥有妙招

青春期是人生中一个充满活力和变化的阶段,但如果在这个时期出现了肥胖问题,会给青少年带来一系列的困扰和健康风险。然而,不必过分担忧,只要采取正确的方法和积极的态度,青春期肥胖是可以得到有效管理和改善的。

如果家族中有肥胖史,个体肥胖的风险可能相对较高。

但更多时候，不良的生活方式是导致青春期肥胖的主要原因。例如，饮食不均衡，过多摄入高热量、高脂肪和高糖分的食物，如快餐、油炸食品、碳酸饮料和甜品等。同时，缺乏足够的体育锻炼，长时间坐着学习、玩电子设备，导致能量消耗不足。此外，睡眠不足、压力过大等也可能影响激素水平，进而导致体重增加。

一旦发现处于青春期的孩子肥胖，第一步应该是及时调整饮食结构。增加蔬菜、水果、全谷物、优质蛋白质（如鸡肉、鱼肉、豆类）的摄入，同时控制高热量、高脂肪和高糖食物的摄取。如选择水果而果汁次之，选择全谷物而精制米面次之。要注意饮食的规律，避免暴饮暴食，尽量少吃零食和夜宵。各类食物的搭配原则可参考中国居民膳食指南推荐的平衡膳食宝塔、餐盘，分为优选（绿灯）食物、限制（黄灯）食物和不宜（红灯）食物 3 类，详见下表。

肥胖儿童食物选择红绿灯标签表

分类	优选（绿灯）食物	限量（黄灯）食物	不宜（红灯）食物
谷薯类	蒸煮烹饪、粗细搭配的杂米饭、红薯饭、杂粮面等	精白米面类制品，如白米饭、白面条、白馒头、白面包、年糕等	深加工糯米制品，如粽子等；高油烹饪类主食，如油条、炸薯条等；添加糖、奶油、黄油的点心，如奶油蛋糕、黄油面包、奶油爆米花

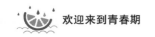

续　表

分类	优选(绿灯)食物	限量(黄灯)食物	不宜(红灯)食物
蔬菜类	非淀粉类蔬菜,如叶类、花类、瓜茄类、果实类等蔬菜	部分根茎类蔬菜、淀粉类蔬菜,如土豆、芋艿和山药等蔬菜	高糖高油烹饪的蔬菜,如炸藕夹、油焖茄子等
水果类	绝大部分水果,如浆果类、核果类、瓜果类等	冬枣、山楂、西瓜、部分热带水果如香蕉、榴莲等	各类高糖分的罐头水果和果汁
畜禽类	畜类脂肪含量低的部位,如里脊、腿肉、腱子肉、血制品等;少脂禽类,如胸脯肉、去皮腿肉等	畜类脂肪相对高的部位,如牛排、小排、肩部肉、舌等;带皮禽类;较多油脂、精制糖、盐等烹饪的畜禽类菜肴	畜类脂肪含量高的部位,如肥肉、五花肉、蹄髈、脑花、腩肉等;富含油脂的内脏,如大肠、肥鹅肝等;油炸、红烧等高油高盐高糖烹饪的畜禽
水产类	绝大部分清蒸和水煮河鲜和海鲜	较多油脂、精制糖、盐等烹饪的水产类菜肴,如煎带鱼、糖醋鱼等	蟹黄和蟹膏等富含脂肪和胆固醇的河海鲜部位;油炸、红烧等高油高盐高糖等烹饪的水产
豆类	大豆和杂豆制品,豆腐、无糖豆浆、低盐豆腐干、低糖豆沙等	添加糖和脂肪含量相对高的豆制品,如腐竹、素鸡、豆沙馅等	高糖高油高盐加工的豆制品,如兰花豆、油豆腐、油面筋、咸豆腐等
蛋乳类	原味乳制品,如纯奶、无糖酸奶、低盐奶酪等,蒸煮加工的蛋类	含有少量调味添加剂的乳制品和蛋类制品,如含糖酸奶、咸奶酪、少油煎蛋等	含有大量添加糖、油脂加工的乳制品和蛋类制品,如复原乳、果味酸奶、炒蛋等

续　表

分类	优选（绿灯）食物	限量（黄灯）食物	不宜（红灯）食物
坚果类	原味坚果，无添加糖和盐	少量盐调味的坚果	大量盐、奶油、糖等调味的坚果制品
调味品类	各种植物油、醋、低钠盐和酱油、天然植物香辛料等	含大量盐的调味品，如豆瓣酱、酱油等；含大量糖或淀粉的调味品，如果酱、甜面酱等；含大量饱和脂肪的调味品，如猪油等	盐、食糖、糖果；含大量反式脂肪的调味品，如人造奶油、起酥油等

　　另外，可以将每天的三餐合理分配，早餐要吃好，包含蛋白质、碳水化合物和健康脂肪，如一杯牛奶、一份全麦面包和一个鸡蛋；午餐要丰富，有适量的肉类、蔬菜和主食；晚餐适量且清淡，以蔬菜和蛋白质为主。

　　增加运动量是解决青春期肥胖的关键环节。青少年应每天保证至少 60 分钟的中等强度以上的有氧运动，如跑步、游泳、打篮球、骑自行车等，这些运动能够有效地燃烧脂肪，提高心肺功能。同时，结合一些力量训练，如俯卧撑、仰卧起坐、深蹲等，可以增加肌肉量，提高基础代谢率。运动不仅有助于控制体重，还能缓解压力，改善心情。运动量和运动强度要结合历史运动习惯、肥胖程度、有无身体损伤循序渐进地开展。可以鼓励孩子参加自己喜欢的体育活动或结伴而行，这样更容易坚持下去。

以上两点，概括起来就是 6 个字："管住嘴，迈开腿"，意思是减少摄入、增加消耗。

保证充足的睡眠对于控制体重也非常重要。睡眠不足会影响激素平衡，导致食欲调节紊乱，增加进食的欲望。建议青春期的孩子每天保证 8～9 个小时的高质量睡眠。

除了生活方式的改变，心理调适同样不可忽视。肥胖可能会让青少年产生自卑、焦虑等负面情绪，影响他们的社交和心理健康。但青少年要明白体重并不是衡量自身价值的唯一标准。作为家长和老师，要给予孩子充分的支持和鼓励，帮助他们树立正确的自我形象和自信心，培养他们的抗压能力和乐观的心态。

有资料显示超重肥胖儿童和青少年的重要不良生活习惯有爱喝含糖饮料，如可乐、奶茶；零食吃不停；作息不规律、熬夜，睡眠不足；电子屏幕使用时间过长、不运动；饮食无节制。分别对应的良好习惯为避免含糖饮料的摄入；选择健康的零食；规律作息，每日保证 8～9 个小时睡眠；每天进行 60 分钟以上中等至较高强度的有氧运动为主的身体锻炼；保持适宜的能量摄入。

如果通过上述方法在一段时间内仍未有效控制体重，或者肥胖已经引发了其他健康问题，如糖尿病、高血压等，应及时寻求专业医生的帮助。医生可能会根据具体情况进行全面的身体检查，评估肥胖的原因和程度，并提供个性化的治疗方案，包括进一步的饮食和运动指导，甚至药物治疗等。

青柠课堂

青春期是身体和心理发育的关键时期，减肥过程中要确保方法的科学性和安全性。避免过度节食等极端方法，因为这可能会影响身体的正常发育和健康。

青春期肥胖并不可怕，只要通过合理的饮食、适量的运动、良好的睡眠和积极的心态进行综合管理，就能够有效地控制体重，让青春期的孩子健康、快乐地成长。

吸烟对身心的负面影响多

青春期是人生中充满希望和潜力的阶段，是身体和心智成长的关键时期。然而，若在青春期沾染吸烟这一不良行为，将会给青少年带来一系列严重且深远的危害。

在身体发育方面，青春期吸烟对呼吸系统的损害首当其冲。香烟中含有多种有害化学物质，如尼古丁、焦油、一氧化碳等。这些有害物质被吸入后，会直接刺激呼吸道黏膜，使其产生炎症反应。对于正处于发育阶段的青少年来说，其呼吸道的防御机制尚未完善，纤毛运动能力较弱，无法有效清除有害物质。长期吸烟会导致慢性咳嗽、咳痰，增加患慢性支气管炎、肺气肿、肺癌等疾病的风险。而且,吸烟还会抑制肺泡的正常发育,降低肺功能,使得青少年在进行体育活动,甚至日常运动时,容易感到气短、乏力。

对于心血管系统,青春期吸烟的危害同样不容忽视。烟草中的尼古丁会使血管收缩,导致血压升高;一氧化碳则会降低血液中的氧含量,加重心脏的负担。在心血管系统还在不断完善和成熟的过程中,吸烟就如同给这精密的系统注入了"混乱因子"。长期吸烟会增加动脉粥样硬化的发生风险,使得血管壁变厚、变硬,管腔狭窄,影响血液的正常流动。这不仅会导致心脏供血不足,引发心绞痛、心肌梗死等严重疾病,还可能影响大脑的供血,增加脑卒中的危险。

骨骼的健康对于青少年至关重要,因为这是身高增长和骨骼密度积累的关键时期。然而,吸烟会干扰身体对钙的吸收和利用,影响维生素 D 的活化,进而影响骨骼的生长和发育。长期吸烟的青少年可能会出现身高增长缓慢,骨密度低于同龄人,增加日后患骨质疏松症的风险。在成年后,他们更容易发生骨折等问题。对于女性,这种影响可能更为明显。

青春期是大脑发育和认知能力提升的重要阶段,而吸烟会对大脑和神经系统造成严重损害。尼古丁等有害物质能够轻易地穿过血脑屏障,干扰神经递质的正常传递和平衡,影响大脑的功能。这可能导致注意力不集中、记忆力下降、学习能力减弱,从而影响学业成绩和未来的发展。此外,长期吸烟还可能增加患上精神疾病的风险,如焦虑症、抑郁症等，进一步影响青少年的心理健康。

从生殖系统的角度来看，吸烟对青春期男孩和女孩都有着潜在的危害。对于男孩，吸烟会影响睾丸的功能，降低精子的数量和质量，从而影响生育能力。对于女孩，吸烟可能干扰内分泌系统的平衡，导致月经失调、痛经等问题。

在免疫系统方面，吸烟会削弱身体的抵抗力。在青春期，免疫系统需要不断地锻炼和强化，以应对外界的各种病原体。然而，吸烟会损害免疫细胞的功能，降低身体对疾病的抵抗能力，使青少年更容易患上感冒、肺炎等感染性疾病，且患病后恢复的时间也会更长。

除了对身体的直接损害，青春期吸烟还会对心理健康产生负面影响。在这个阶段，青少年本就面临着学业压力、人际关系等方面的挑战，而吸烟往往被错误地当作一种缓解压力的方式。然而吸烟并不能真正解决问题，反而可能加重焦虑和抑郁情绪。

经济负担也是一个不容忽视的问题。购买香烟需要花费一定的金钱，对于没有经济来源的青少年来说，这可能会导致他们通过不正当的手段获取资金，甚至走上违法犯罪的道路。例如，有一些青少年为了买烟而偷拿家里的钱或者向同学借钱，这不仅影响了他们的道德观念，还可能引发一系列的社会问题。

为了避免青春期吸烟带来的种种危害，家庭、学校和社会都需要共同努力。家长要以身作则，为孩子营造一个无

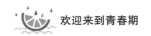

烟的家庭环境,并加强与孩子的沟通,让他们了解吸烟的危害。学校要加强健康教育,开展禁烟宣传活动,提高学生的自我保护意识。社会也应当加强对烟草销售的监管,禁止向未成年人销售烟草制品。

 青柠课堂

　　青春期吸烟是一种极其危险的行为,会对青少年的身体和心理健康造成多方面的损害,影响他们的未来发展和生活质量。大家应当高度重视这一问题,采取有效的措施,让青少年远离烟草,拥抱健康的青春。

饮酒致癌,隐患亦多

　　酒精已经被世界卫生组织国际癌症研究机构列为 1 类致癌物。所谓 1 类,意思是有充分的证据证明对人类有致癌作用。同为 1 类致癌物的还有前面提到的烟草,大家熟知的黄曲霉毒素、亚硝胺等。

　　从生理角度来看,青春期饮酒对身体器官的发育和功能有着显著的危害。青少年的肝脏尚未完全发育成熟,其解酒能力相对较弱。饮酒会加重肝脏的负担,长期饮酒可能导致肝脏损伤,造成如脂肪肝、酒精性肝炎,甚至肝硬化等疾病。此外,酒精会刺激胃黏膜,引发胃炎、胃溃疡等消化系统疾病,影响营养物质的吸收,进而妨碍身体的正常生长和发育。

对于心血管系统,青春期饮酒是潜在的威胁。酒精会使血管扩张,导致血压波动。在青春期,心血管系统仍在不断完善和适应身体的需求,此时饮酒可能干扰正常的心血管调节机制,增加日后患高血压、心脏病等心血管疾病的风险。而且,酒精会影响血液中的脂质代谢,导致血脂异常,促进动脉粥样硬化的形成。

青春期是大脑发育的关键时期,而酒精对大脑有着直接的毒性作用。它会损害神经细胞,影响大脑的认知功能和记忆力。长期饮酒可能导致出现学习能力下降、注意力不集中、反应迟钝等问题,严重影响学业表现。对于正在构建知识体系和培养思维能力的青少年来说,这无疑是一个巨大的阻碍。

在生殖系统方面,青春期饮酒的影响同样不容忽视。对于男孩,酒精可能降低睾丸激素的分泌,影响精子的生成和质量,从而损害生殖能力。对于女孩,饮酒可能扰乱月经周期,影响激素平衡,甚至可能导致排卵异常,增加未来受孕困难和妊娠并发症的风险。

从心理健康的角度来看,青春期饮酒容易引发一系列问题。酒精是一种中枢神经系统抑制剂,虽然在短期内可能带来放松和兴奋的感觉,但长期饮酒可能导致出现情绪

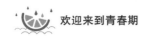

不稳定、焦虑、抑郁等心理障碍。青少年在面对学业压力、人际关系等挑战时，可能会依赖酒精来逃避现实，但这只会使问题更加严重，形成恶性循环，正如俗语所说"借酒消愁愁更愁"。

饮酒还会对青少年的社交和行为产生不良影响。在青春期，个体正在学习如何建立健康的人际关系和适应社会规范。然而，饮酒可能导致冲动行为、冒险行为增加，这些行为不仅危及自身安全，还可能对他人造成伤害。此外，过度饮酒可能影响青少年在同伴中的形象，导致社交问题。例如有些青少年在饮酒后会变得好斗、攻击性增强，容易与他人发生冲突，破坏友谊和社交关系。青春期饮酒还可能增加成瘾的风险。由于青少年的大脑对成瘾物质更为敏感，早期接触酒精可能使他们更容易形成酒精依赖，为日后的酗酒问题埋下隐患。

青柠课堂

如同吸烟一样，为了减少青春期饮酒带来的危害，家庭、学校和社会都需要发挥重要作用。家长应树立良好的榜样，让青少年了解饮酒的危害，不因好奇而饮酒，主动远离饮酒。

电子产品是"双刃剑"

在当今数字化的时代，电子产品已经成为人们生活中不可或缺的一部分，青少年更是频繁地接触和使用各类电子产品。然而，长时间看电子产品可能会带来一系列不容忽视的危害。

首先，对视力的影响是最为直接和明显的。青春期是眼睛发育的关键时期，长时间盯着电子屏幕会导致眼睛疲劳、干涩和酸胀。电子屏幕发出的蓝光能够穿透眼睛的晶状体直达视网膜，对视网膜细胞造成损伤，增加黄斑病变的风险。此外，过度用眼还可能导致近视的发生或加重。原本视力正常的青少年可能会逐渐近视，而已经近视的则可能度数加深。长期下去，还可能引发其他眼部疾病，如青光眼、视网膜脱落等，严重影响视力健康。

其次，长时间看电子产品会对脊柱造成损害。青少年在使用电子产品时，往往长时间保持低头或弯腰的不良姿势，这会给脊柱带来过大的压力，导致颈椎曲度变直、脊柱侧弯等问题。这些问题不仅会引起疼痛和不适，还可能影响身体的正常发育，导致体态不良，甚至影响心肺功能和身体的平衡能力。

在心理健康方面，过度依赖电子产品也可能引发诸多问题。长时间沉迷于虚拟世界，容易减少现实中的人际交往，导致社交技能退化，出现社交恐惧和沟通障碍。此外，网络上的不良信息和负面评价可能会对青少年的自尊心和自信心造成打击,引发焦虑、抑郁等情绪问题。网络游戏和社交媒体中的比较和竞争氛围,也可能导致青少年产生自卑心理或过度追求完美。

对学习和注意力的影响同样不可小觑。过多地使用电子产品会分散注意力,降低学习效率。频繁的信息切换和刺激会使大脑难以集中精力在一项任务上,导致注意力不集中、记忆力下降。一些青少年沉迷于电子游戏和娱乐视频,占用了大量的学习时间,影响学业成绩和未来的发展。

睡眠质量也会因长时间看电子产品而受到影响。电子屏幕发出的蓝光会抑制褪黑素的分泌,褪黑素是调节睡眠的重要激素。这会导致入睡困难、睡眠浅、多梦等问题,进而影响生长发育,也可能诱发性早熟。长期睡眠不足还会影响大脑的正常功能,降低免疫力,进一步影响身心健康。另外,长时间看电子产品还可能影响大脑的发育。青少年在成长过程中需要通过各种真实的体验和活动来锻炼大脑,而过度依赖电子产品则会减少这样的机会,变得对现实中的户外活动和兴趣爱好失去兴趣,缺乏锻炼大脑和身体的机会。

为了减少青春期长时间看电子产品带来的危害,家长和青少年自身都需要采取一些措施。家长应设定合理的使用时间限制,鼓励孩子多参加户外活动和社交活动。同时,要为孩子树立良好的榜样,减少自己在孩子面前过度使用电子产品的行为。青少年自身也要增强自我控制能力,意识到过度使用电子产品的危害,培养多样化的兴趣爱好,将注意力从虚拟世界转移到现实生活中。

站有站相,坐有坐相

青春期是身体快速生长发育的关键时期,在此阶段,保持正确的姿势至关重要。然而,由于各种原因,一些青少年可能会养成不良姿势,这可能会对他们的身心健康产生诸多不利影响。

不良姿势最直接影响的是骨骼系统的正常发育。青春期时,骨骼尚未完全定型,具有较强的可塑性。如果长期弯腰驼背、头部前倾或脊柱侧弯,会导致骨骼生长方向异常。例如,弯腰驼背可能会使脊柱的生理弯曲度改变,原本正常的颈椎前凸、胸椎后凸和腰椎前凸变得过度或不足,甚至反向弯曲,从而影响脊柱的稳定性和灵活性。这不仅会引起脊柱疼痛,还可能增加脊柱损伤和疾病的风险,如椎间盘突出、脊柱关节炎等。

对于肌肉系统,不良姿势会导致肌肉力量失衡。某些肌肉可能会因为过度紧张而缩短,而另一些肌肉则会因为长期拉伸而变得无力。以常见的圆肩姿势为例,胸部肌肉(如胸大肌)会变得紧张,而背部肌肉(如菱形肌、斜方肌)则会相对无力。这种肌肉失衡会进一步加剧不良姿势,形成恶性循环,导致肌肉疲劳、酸痛,甚至引发肌肉拉伤和痉挛。

关节也会受到不良姿势的损害。不正确的姿势会使关节承受不均匀的压力,加速关节软骨的磨损,增加关节炎的发病概率。比如,长期跷二郎腿会使髋关节和膝关节受力不均,影响关节的正常活动范围,导致关节疼痛和活动受限。

不良姿势还会对呼吸功能产生负面影响。当身体处于弯腰驼背的状态时,胸腔会受到挤压,使肺部无法充分扩张,从而减少了肺活量和氧气摄入量。这可能导致呼吸浅短、呼吸困难,在进行体育活动或体力劳动时更为明显。长期的呼吸功能受限会影响身体的新陈代谢和能量供应,进而影响身体的生长发育和健康状况。

从心血管系统的角度来看,不良姿势可能会影响血液循环。例如,头部前倾会压迫颈部血管,影响血液回流到心脏和大脑,导致头晕、头痛等症状。

在心理方面,不良姿势也可能产生一定的影响。不良的身体姿态可能会让青少年感到不自信,影响他们的社交互动和心理健康。他们可能会因为对自己的形象不满意而产生自卑情绪,甚至出现社交焦虑。

不良姿势还会对消化系统造成影响。弯腰驼背会压迫腹部器官,影响胃肠道的正常蠕动和消化功能,导致消化不良、胃胀、胃痛等问题。这不仅会影响营养物质的吸收,还可能导致营养失衡,进一步影响身体的生长发育。

例如,一位青春期的学生由于长期趴在课桌上学习,导致脊柱侧弯。起初只是偶尔感到背部疼痛,没有引起重视。

随着时间的推移，侧弯程度加重，不仅影响了外形、身高，还出现了呼吸困难和消化不良的症状。这严重影响了他的学习和生活质量，最终不得不通过长时间的物理治疗和矫正训练来改善。

为了避免青春期不良姿势带来的种种危害，青少年需要养成良好的生活和学习习惯。在学习时，要保持正确的坐姿，眼睛与书本保持适当距离，桌椅高度要适合。在日常生活中，要注意站立和行走的姿势，做到抬头挺胸，收腹直腰。正所谓"坐有坐相、站有站相"。同时，要加强体育锻炼，尤其是针对背部、颈部和核心肌群的训练，可以帮助增强肌肉力量，维持身体的平衡和稳定。

家长和学校也应该重视这个问题，定期为青少年进行姿势评估和健康教育，引导他们关注自己的身体姿态，及时纠正不良习惯。

🍋 青柠课堂

青春期不良姿势的影响广泛而深远，不仅关乎身体的健康发育，还涉及心理和社会适应等多个方面。只有充分认识到这些危害，并采取积极有效的措施加以预防和纠正，才能确保青少年在这个关键的成长阶段拥有良好的体态和健康的身心。

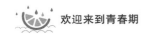

密切关注是否生长发育延迟

在孩子的成长过程中,家长们都密切关注着他们的身体和心智发展。生长发育延迟是一个令许多家长担忧的问题,但首先我们需要明确什么是生长发育延迟。

生长发育延迟指的是儿童在生长发育过程中,其身高、体重、生理功能或心智发展等方面明显落后于同年龄、同性别正常儿童的平均水平。这可能表现在身体的各个方面,如身高增长缓慢、体重不达标、性发育迟缓、语言和运动能力发展滞后等。

生长发育延迟的原因多种多样。遗传因素在其中起着重要作用,如果家族中有生长发育问题的遗传史,孩子出现生长发育延迟的风险可能会增加。营养不良是一个常见的原因,特别是在儿童长期缺乏蛋白质、维生素、矿物质等关键营养素的情况下。慢性疾病如肾脏疾病、心脏病、消化系统疾病等,会影响身体对营养的吸收和利用,从而阻碍正常的生长发育。内分泌系统的问题如生长激素缺乏、甲状腺功能低下等,也可能导致生长发育迟缓。环境因素不可忽视,长期生活在不良的环境中,如污染严重、噪音大、居住空间狭小等,可能对孩子的身心发展产生负面影响。心理因素如长期的压力、焦虑、抑郁等情绪问题,可能影响孩子的食欲和睡眠,进而影响生长发育。

生长发育延迟最重要的是发现!很多临床病例都是因为家长不关注孩子的发育情况,孩子自己也不懂发育是否正常,导致很多人在成年后,甚至婚后才来医院就诊。延误最佳治疗时机的同时,也可能造成家庭关系不稳。因此,如果没有青春期男生女生相应的身体变化或者坦纳分期明显落后于同龄分期的表现,那就需要警觉了。

那么,如果发现孩子可能存在生长发育延迟,应该怎么办呢?

家长应及时带孩子去医院进行全面的身体检查。医生会对孩子的身高、体重、头围等进行测量,并与标准生长曲线进行对比,还会进行详细的身体检查,包括心肺功能、骨骼发育等,以及相关的实验室检查如激素水平检测、血液检查、尿液检查等,以确定是否存在潜在的疾病或激素失衡。如果检查结果显示存在某种疾病,如甲状腺功能低下,医生会制订相应的治疗方案,通过药物治疗来调整激素水平,促进生长发育。对于营养缺乏导致的发育延迟,医生会根据孩子的具体情况,给出合理的饮食建议,确保孩子摄入足够的营养。

在日常生活中,家长也需要为孩子创造良好的生活环境:提供均衡的饮食,包括富含蛋白质、钙、铁、锌等营养素的食物,如肉类、蛋类、奶制品、豆类、蔬菜和水果;保证孩子有充足的睡眠,因为生长激素在睡眠中分泌最旺盛;鼓励孩子进行适量的运动,如跳绳、打篮球、游泳等,有助于刺激骨骼生长和肌肉发育;心理支持也是促进孩子生长发育的重要环节,家长要给予孩子足够的关爱和鼓励,帮助他们建立自信,减轻心理压力。对于存在心理问题的孩子,可能需要

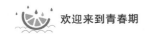

寻求专业心理咨询师的帮助。

此外,定期复查和监测孩子的生长发育情况是必不可少的。按照医生的建议,定期带孩子去医院测量身高、体重等指标,评估发育进展,以便及时调整治疗和干预措施。

青柠课堂

生长发育延迟并不可怕,关键在于及时发现、准确诊断和科学干预。家长要密切关注孩子的成长,一旦发现异常,应迅速采取行动,与医生密切配合,为孩子的健康成长创造有利条件。

警惕性早熟

在孩子的成长过程中,正常的性发育是一个循序渐进的过程。然而,当这个过程过早地启动,就被称为性早熟。性早熟是指女孩在 7 岁半前、男孩在 9 岁前呈现出第二性征的发育,或女孩在 10 岁前出现月经初潮。

性早熟的表现因性别而有所不同。对于女孩来说,常见的迹象包括乳房发育、阴毛和腋毛出现、月经初潮提前等。男孩则可能表现为睾丸增大、阴茎增长、阴毛和胡须生长、声音变粗等。此外,无论是男孩还是女孩,快速的身高增长和骨骼成熟加速也是性早熟的常见特征。

性早熟的原因较为复杂，主要可以分为以下几类。

◆ 遗传因素：如果家族中有性早熟的病史，孩子发生性早熟的风险可能会增加。

◆ 环境因素：现代社会中，一些环境污染物如双酚A、邻苯二甲酸酯等，可能具有类雌激素作用，干扰内分泌系统。

◆ 饮食因素：过度摄入含有激素的食物或营养补充剂，或者长期营养过剩，导致肥胖，都可能引发性早熟。

◆ 疾病因素：某些中枢神经系统疾病，如下丘脑、垂体的病变，以及某些肿瘤，都可能导致性激素分泌异常，引起性早熟。

性早熟带来的危害是多方面的。孩子的心理健康会受到显著的影响，当他们的身体过早地发育成熟，与同龄人相比显得与众不同，可能会引起孩子的焦虑、自卑和困惑。例如女孩可能会因为过早的乳房发育而感到尴尬和不安，男孩可能会因为声音的突然变化而感到不适应。另外，性早熟可能会使孩子在心理和生理上还未准备好的情况下，就面临性方面的问题和挑战。这种心理压力可能会影响他们的社交能力和自信心的建立，对其性格的形成和未来的人际关系产生长期的负面影响。

在身体发育方面，性早熟会导致骨骼骨骺过早闭合，使得孩子的生长潜力提前被消耗。虽然在性早熟的初期，孩子可能会出现身高快速增长的现象，但由于骨骼成熟加快，骨骺闭合，最终成年后的身高往往低于同龄人平均水平。

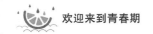

这对于孩子的未来发展,特别是在一些对身高有一定要求的职业选择上,会带来限制。

此外,性早熟还可能增加孩子患某些疾病的风险。由于性激素水平的过早升高,可能会增加生殖系统疾病的发生概率。对于女孩来说,过早的月经初潮可能会增加患乳腺癌、子宫内膜癌等疾病的风险。对于男孩来说,性早熟可能会增加前列腺疾病的患病风险。

为了预防和早期发现性早熟,家长需要注意孩子的饮食均衡,避免过度进补和食用含激素的食物;控制孩子接触电子产品的时间,减少不良信息的影响;关注孩子的身体变化,定期带孩子进行体检。如果怀疑孩子有性早熟的迹象,应及时就医,进行详细的检查和评估,以便及时采取适当的治疗措施。

青柠课堂

性早熟是一个需要引起青少年、家长和社会高度重视的问题。了解性早熟的定义、原因和危害,有助于我们更好地关注孩子的成长,为他们创造一个健康、快乐的成长环境。

青春期男生的疾病

流行性腮腺炎竟会导致不育

 TA 的故事

小王是一名事业有成的白领,新婚 1 年后他的妻子仍没有怀孕,便到一家医院生殖医学科检查寻找原因。经过精液常规检查后发现,小王的精液经过离心后未见精子! 小王夫妇不相信这个结果,过了一周换了一家大医院再次进行了精液检查,发现是同样的结果:无精子症。突如其来的打击让小王难以置信,并且渴望知道自己这个问题的病因到底是什么。经过医生仔细询问病史后发现,病因竟然就是出现在小王青春期时得过的流行性腮腺炎!

在小王 13 岁的时候,突然一天脸颊两侧腮腺区域

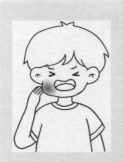

肿痛并且伴有高热。由于是当时小孩子中的常见病症,所以父母发现后并没有带小王去医院治疗,而是选择了"家传秘方"——用蛤蟆皮敷在肿痛的地方。过了几天,发热与两腮肿痛确实好了,但是没想到小王的两个"蛋蛋"肿痛了起来,当时没有发热,所以他的父母也没有重视,又过了几天"蛋蛋"肿痛也消失了,小王的父母便认为病好了,没想到 20 年后面临生育需求的小王却因此得到了"无精子症"的结果。

腮腺炎是大家熟知的疾病,由腮腺炎病毒侵犯腮腺引起的急性呼吸传染病是儿童和青少年中常见的呼吸道传染病,成人中也有发病。患者是传染源,飞沫是主要传播途径,接触患者后 2～3 周发病。往往会在中小学班级里出现多人先后发病的情况,所以又称为流行性腮腺炎。但大多数人都不知道的是,流行性腮腺炎竟有可能导致男性无精子症!

流行性腮腺炎是由腮腺炎病毒引起的,而这种病毒除了容易感染腮腺,还对睾丸生精小管的基膜具有亲和力,可以并发睾丸炎,引起生精小管变性,生精细胞减少。部分患者最终可能出现单侧或双侧睾丸萎缩,从而导致少、弱精子症,甚至是无精子症,影响男性生育力。

但并不是所有男性在发生流行性腮腺炎后,都有可能并发睾丸炎的。一般来说对于青春期后的青年和成人患者,常可引起睾丸炎。而青春期前的男性由于生殖腺体尚未发育,或发育不全,因此睾丸感染不明显或感染后对生殖的影响较小。

不过,临床上也经常有儿童时期患腮腺炎而发生睾丸萎缩的病例出现。因此,青春期后的青少年及成年男性发生流行性腮腺炎后更应积极地寻求治疗,青春期前的儿童感染也不容轻视。

青春期后的流行性腮腺炎患者中约 30% 合并睾丸炎,多为单侧,双侧发病占 10%～30%。感染后数月到数年将会出现不可逆的睾丸萎缩,其结果是睾丸生精细胞消失,生精功能丧失而终身不育。严重的双侧睾丸萎缩可导致雄激素的分泌不足,出现性腺功能减退和女性化乳房。

一般男孩到了 13 岁以后,腮腺炎性睾丸炎的发病率明显增高。常见于腮肿后一周左右,突发高热、寒战、睾丸肿痛伴剧烈触痛,重者阴囊皮肤显著水肿,鞘膜腔内有黄色积液,病变大多侵犯一侧,急性症状持续 3～5 日,全程 10 日左右。病后 1/3～1/2 的病例发生不同程度的睾丸萎缩。

预防流行性腮腺炎并发的睾丸炎,最重要且最有效的方法应当是预防流行性腮腺炎。目前,我国已将能够预防

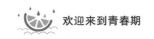

流行性腮腺炎的麻腮风(麻疹、风疹、腮腺炎)三联疫苗纳入国家第一类计划免疫接种疫苗,接种后能够有效预防流行性腮腺炎的发生。

如果男性已经感染了流行性腮腺炎,那么最重要的就是积极治疗,防止并发睾丸炎。只要流行性腮腺炎患者积极接受治疗,大都可以避免并发睾丸炎而造成不育的严重后果。而如果患者已经发生睾丸炎,则需要尽快评估生育力,必要时要采取相应措施,以避免生育力的丧失。

流行性腮腺炎并发睾丸炎而导致无精子症的患者,应当及时到泌尿外科或生殖医学科进行规范的诊断和治疗。目前,对于这些患者的治疗主要包括促睾丸生精治疗、睾丸显微取精术等,之后再应用必要的辅助生殖技术。通过治疗,大多数患者都能成功拥有自己的孩子。

青柠课堂

流行性腮腺炎本身并不是非常可怕的疾病,但它有可能并发睾丸炎从而影响男性生育力,导致严重后果,因此需要我们在青春期重视流行性腮腺炎的预防和治疗。

隐睾危害大,早发现早治疗

 TA 的故事

> 小张到医院进行备孕前的检查,精液检查结果发现没有精子。经过医生的体格检查才发现,在小张的阴囊中没有摸到睾丸,做了 B 超检查才确认小张的睾丸在两侧腹股沟内,并没有在阴囊里,而这可能就是他的精液中没有精子的原因。

临床上总会遇到一些由于小时候父母不重视,新生儿体检不规范导致的成年人隐睾,殊不知这是在幼童时期就应该解决的问题。如果不及时处理可能会在以后产生严重影响,轻者可能不育,重者可能诱发睾丸癌。

隐睾是指睾丸未遵循从腰部腹膜后下降至阴囊的过程,表现为患侧阴囊内睾丸缺失。其发病率在足月儿中为 $1\% \sim 3\%$,在早产儿中为 $1.1\% \sim 45.3\%$,其中,约 20% 为不可触及隐睾,主要为腹腔内睾丸。大部分隐睾睾丸可于婴幼儿 3 个月大时自发下降至阴囊,如果睾丸在 6 月龄后仍不下降,此后下降的概率很小,所以需要及早采取医学干预。

隐睾症的发病机制尚不清楚,可能与基因、内分泌及机

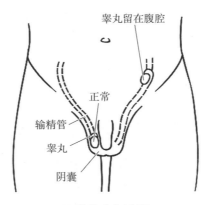

睾丸留在腹腔

正常

输精管

睾丸

阴囊

正常睾丸与隐睾

械牵引等因素密不可分。而隐睾的发现主要还是靠体格检查及超声检查来判断。一般情况下,新生儿科医生都会对新生儿进行睾丸触诊,判断睾丸是否下降完全,这点对于隐睾疾病的尽早发现、尽快处理是至关重要的。

生理状态下,男生的阴囊温度较体温低2℃左右,以保持睾丸生殖细胞的最佳功能,但隐睾患儿的睾丸靠近腹股沟甚至腹腔,环境温度明显升高,这样就会导致睾丸生产精子的能力慢慢下降直至衰竭。此外,反复高温刺激,睾丸生殖细胞萎缩、坏死,使睾丸癌变的风险增高数十倍。患侧阴囊空虚造成的阴囊外形异常,一定程度上影响患儿的心理健康,甚至引发患儿产生自卑心理。

目前隐睾的治疗主要以手术治疗为主,激素药物保守治疗有效率低、不良反应大,推荐度不高。总之,早期治疗可以尽量避免长期高温所致不育及癌变、维持睾丸生理功能，还能防止体位改变致扭转及外伤、降低阴囊外形异常对患儿心理发育的不良影响。

重视"蛋疼"，可能是睾丸扭转了

 TA 的故事

> 13 岁的男孩小刘，早上起床时开始感到阴囊左侧疼痛。他不好意思告诉父母，直到第 2 天疼痛加重才告诉父母，然后就诊于当地诊所。诊所医生诊断为附睾炎，给小刘输注抗生素治疗 2 天。小刘感觉疼痛减轻了，但阴囊瘀青、肿胀却越来越严重。换了一家大医院就诊，经 B 超检查后诊断为左侧睾丸扭转并且睾丸已经完全失去血供。当被医生告知小刘的左侧睾丸已完全坏死，只能切除的时候，小刘的母亲崩溃大哭。

这样病例在临床中屡见不鲜，很多父母根本不知道这个疾病。更有很多家长觉得男孩子偶尔"蛋疼"是非常正常的事情，忍一忍就过去了。殊不知这种错误认知会导致非常严重的后果，轻则以后的生育能力下降，重则可能面临睾

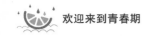

丸切除。

　　睾丸扭转也称精索扭转,是在睾丸与精索解剖结构异常或活动度异常增大的基础上,精索发生扭曲扭转,进而导致睾丸血液供应障碍的疾病,严重者可引起睾丸缺血、梗死。睾丸扭转是泌尿外科急症之一,需要紧急干预。

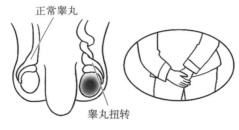

正常睾丸与睾丸扭转

　　睾丸扭转最常见的原因包括睾丸鞘膜宽大、睾丸引带缺如、精索冗长、睾丸附着点缺如、睾丸位置及活动度异常,其他因素包括迷走神经兴奋张力过高引起的提睾肌异常收缩,既往的阴囊、腹股沟部位的手术及外伤等。另外,剧烈活动、体位突然改变、睡眠姿势改变、气温骤降等也会增加睾丸扭转的风险。

　　睾丸扭转可发生在任何年龄阶段,呈双峰分布,第一个高峰发生在出生后不久,第二个高峰为青春期前后。睾丸扭转多见于 12~18 岁,其次是婴幼儿期,青春期后发病率逐渐下降。多数睾丸扭转为单侧发病,左侧发病率高于右侧,双侧同时发病的少见,发生率约为 2%。

睾丸扭转的典型症状是突发阴囊剧烈疼痛,查体发现病变侧睾丸明显触痛,睾丸多呈横位,精索短缩,睾丸抬举试验阳性。也有些不典型的症状以急性腹痛为首发,更易误诊为急性阑尾炎,造成治疗延误。在临床上睾丸扭转因其不典型的症状导致误诊率很高,作为青少年的父母也需要留意,在孩子腹痛的时候多做一个阴囊超声检查,防止睾丸出现严重后果。

睾丸扭转的各种辅助检查包括彩色多普勒超声(CDUS)、近红外光谱(NIRS)、磁共振成像(MRI)和手术探查已被广泛用于睾丸扭转的诊断和鉴别中。CDUS 可以轻松观察睾丸的形态、大小、位置、回声强度、睾丸内血流信号变化,在诊断睾丸扭转中有较高的准确性。因此,CDUS 被认为是评估阴囊急症的首选成像方式,广泛用于评估疑似睾丸扭转患者的睾丸血流量。

睾丸扭转可以采用手法复位来治疗。1893 年,手法复位被首次描述用于逆转睾丸缺血。手法复位以疼痛的瞬时消退和睾丸重建血流为有效指标,适用于睾丸扭转早期、阴囊内水肿和渗出较轻的患者。诊断一旦确立,建议首先在CDUS 监测睾丸血流信号下进行复位,先尝试将睾丸向外旋转。当睾丸扭转超过 360 度时,可能需要多次旋转才能完成睾丸复位。对于高度怀疑睾丸扭转的病例,不应为了明确诊断而耽误时间,应当检查和复位同步进行,以期不延误手术治疗,同时提高睾丸挽救的成功率。

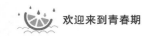

睾丸扭转最佳的治疗时机是发病后 6 个小时内且扭转小于 360 度,此时间窗口内手术探查行睾丸复位固定术的成功率高,挽救成功率可达 90％以上。超过这个时间窗,睾丸缺血坏死的风险增加。因此,在无法排除睾丸扭转的阴囊急症中,建议及早进行手术探查以最大限度增加挽救睾丸的可能性。

若扭转超过 12 个小时,则睾丸保留成功率降至 50％,若扭转持续 24 小时或以上,睾丸存活率低于 10％。睾丸扭转超过 360 度且持续时间超过 24 小时,睾丸留存的概率几乎为零。

另外,即使睾丸扭转的时间超过了最佳抢救窗口,也不应该延迟或放弃手术。对于一些睾丸扭转不完全或部分扭转的患者,睾丸可能在几天内仍然保持活力,此时手术依然有成功挽救睾丸的可能。

青柠课堂

早发现、早诊断、早治疗是预防睾丸扭转坏死、睾丸切除的最好方式,是保护男性生育力的最有效手段。睾丸扭转延误诊治易致睾丸坏死,术后常出现少、弱精子症,导致男性生育力下降,睾丸坏死切除术也会对男性生育力产生更严重的不良影响。

容易被忽视的精索静脉曲张

TA 的故事

> 　　小张是一名品学兼优的高一学生,最近一段时间他发现自己上课坐久了之后阴囊胀痛,坐立难安,有时候只有睡平了才会觉得症状好转。和父母说了之后就去医院检查,超声检查发现小张左侧精索静脉曲张严重,最宽处只有3毫米。

　　精索静脉曲张是男科临床常见疾病之一。它是一种血管病变,指精索内蔓状静脉丛的异常扩张、伸长和迂曲。这种疾病可以导致疼痛和进行性睾丸功能减退,是男性不育的常见原因之一。原发性不育患者中,精索静脉曲张占30%～40%,继发性不育患者中占69%～81%。精索静脉曲张好发于青壮年男性,发病率可达10%～15%,且多发生于左侧。

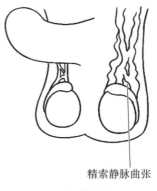

精索静脉曲张

精索静脉曲张

　　引起精索静脉曲张的原因很多,主要是静脉瓣膜功能不全和近端静脉阻塞造成的静脉回流障碍。除此之外,久

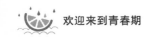

站和腹腔肿瘤等疾病也可能诱发精索静脉曲张。

精索静脉曲张的临床表现不一,一般无症状,因此容易被忽视。10％～20％的精索静脉曲张患者会出现临床不适,比如为患侧阴囊坠胀感或钝性隐痛,同侧睾丸、小腹有抽搐、坠胀不适感,站立过久、行走时间过长或重体力劳动则症状加重,平卧休息时可缓解。同时还伴有头晕乏力、情绪不稳、失眠多梦等神经衰弱症状,严重者还可能出现勃起障碍、早泄等性功能障碍。另外,精索静脉曲张会引起精液质量下降,生育功能减退。

临床上将精索静脉曲张分为三度。

◆ Ⅰ度:阴囊触诊时无异常,但患者屏气增加腹压(瓦尔萨尔瓦动作)时可扪及曲张的精索静脉。

◆ Ⅱ度:阴囊触诊可扪及曲张的精索静脉。

◆ Ⅲ度:视诊可以看见阴囊内曲张静脉团块,阴囊触诊时可扪及明显增大、曲张的静脉团。

精索静脉曲张的诊断需要结合病史、体格检查和影像学检查结果确定。精索静脉曲张一般无症状,容易被忽视。多数患者是在体检时发现阴囊内无痛性蚯蚓状团块,或因不育就诊时被发现。一般在体格检查中,站立位和平卧位检查阴囊及其内容物、瓦尔萨尔瓦动作以确定患者是否存在迂曲、扩张的静脉团。影像学检查首选手段是彩色多普勒超声检查,一般不推荐 CT 和 MRI。

精索静脉曲张无症状者不需治疗,对于影响生育的患者,治疗方式包括局部治疗和手术治疗,继发性精索静脉曲张的患者应积极寻找和治疗原发病。一般治疗为调节生活方式和饮食习惯，如控制烟酒、清淡饮食等；物理疗法可采用如降温疗法和阴囊托法等。药物治疗包括改善症状的药物（如非甾体类抗炎药等），改善精液质量的药物和针对精索静脉曲张的药物。目前常用的手术是显微技术腹股沟途径或腹股沟下途径精索静脉结扎术，同时需要注意的是，手术治疗需要满足手术适应证。

如果出现以下情况则要进行精索静脉曲张手术。

◆ 精液质量下降，明显影响生育。

◆ 临床症状比较严重，明显影响生活质量，经保守治疗改善不明显。

◆ 同时存在双侧精索静脉曲张。

◆ 曲张侧睾丸大小明显小于健侧睾丸，并且有变小趋势。

包皮过长、包茎

网络上流传着这样的一个说法："割包皮是男人一生必挨的一刀。"有人问，既然这包皮是要割掉的，那为什么要长这么个东西呢？很多家长，尤其是养育男孩的家长或多或少听说过包皮过长的危害。那么，哪些情况需要割包皮呢？又有哪些注意事项呢？

包皮，也称阴茎包皮，是阴茎远端皮肤形成的双层游离的环形皱襞，就像香蕉皮一样，包裹着内部的阴茎。幼儿时期包皮较长,包裹着整个阴茎头。随着年龄的生长,包皮逐渐后退,包皮口逐渐扩大,直至暴露整个阴茎头。成年后,若包皮口过小,包皮完全包裹着阴茎头,包皮无法上翻,则称为包茎;若疲软时包皮包裹阴茎头部,但是上翻之后可以完全露出阴茎头,则称为包皮过长。

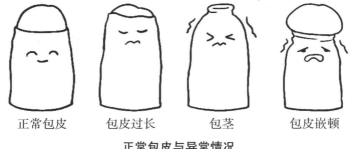

| 正常包皮 | 包皮过长 | 包茎 | 包皮嵌顿 |

正常包皮与异常情况

很多家长出于对孩子健康的关心,一放假就带着孩子来问需不需要割包皮,然而这些孩子中,真正有必要割包皮的其实并不多。有时候,即使是包皮过长,也不一定需要割。因为包皮是可以活动的,如果能把包皮翻下来,让阴茎头部露出来,那就暂时不需要割包皮。但是,如果包皮把阴茎包裹得严严实实的,也就是包茎的情况,就需要割包皮了。此外,如果反复出现包皮龟头炎等泌尿系统炎症,或者包皮口有狭窄环、包皮嵌顿等情况,是需要手术的。包茎会给男性的泌尿生殖系统带来以下几方面的麻烦。

◆ **妨碍阴茎发育。**由于阴茎头被包皮包得严严实实的,会使得阴茎的长度和直径小于同龄儿童。

◆ 包皮间隙中易滋生大量病菌,诱发包皮炎、尿路感染,甚至可能会诱发阴茎癌。

◆ 导致排尿困难。包皮口狭小,排尿时包皮鼓起像"水泡泡",造成排尿不畅,或者复发包皮炎引起尿道外口瘢痕狭窄,造成排尿困难,长期可能影响膀胱、肾脏功能。

此外,需要甄别简单的包茎与隐匿阴茎之间的区别,如果存在隐匿阴茎,那么手术方式就不是包皮环切那么简单了。

割包皮并不是越早越好,3岁之前的男孩几乎都是包茎,这是一种正常的生理现象。这个时期包皮和阴茎贴合得天衣无缝,想分开都不行,只有等男孩逐渐长大了,它们才会逐渐分开。因此,3岁前的男孩即使是包茎也不需要割包皮。同样,学龄前的儿童割包皮可能会不配合,有时需要全麻后手术,也增加了术后护理换药的难度。除此之外,无论老少,如果有手术指征,自然是越早割越好。

包皮整形手术是泌尿外科及男科最为基础的手术,但也是最为重要的泌尿生殖器整形手术之一。常用的方式有传统的包皮环切术、包皮环套术和包皮吻合器手术。

传统包皮环切术就是用手术刀、电刀或者激光之类的工具把多余的包皮切了,主要的缺点是环切或缝合不整齐而导致美观欠佳;包皮环套术是利用弹力线与内环结扎包皮以阻断血流从而导致远端包皮缺血坏死,最终实现包皮切除和吻合切口的作用,手术中出血极少,而且切口整齐,美中不足的就是手术后愈合比较慢,勃起时顶住塑料环也会导致疼痛难忍;包皮吻合器手术由于优势显著,已在各家医院广泛使用。另外,要提醒大家的是,割包皮也是一件"技术活",需要有经验的专科医生在无菌的环境下完成,千万不要在网上购买材料后在家里稀里糊涂地操作。

　　一般割完包皮以后需要 2~3 周的时间进行休整,这也是很多人选择在暑假割包皮的原因。在割完包皮以后要注意限制活动,尽量多休息,穿宽松的裤子。术后 1~2 周避免剧烈运动。家长要鼓励孩子排尿,术后疼痛是正常的,有的孩子痛到不敢小便,这时就需要家长鼓励孩子自己勇敢排出第一泡尿。除此之外,割完包皮后出现肿胀、龟头上出现分泌物都是正常的现象,无需太过担心。

青柠课堂

　　有些时候,包皮只是过长,还达不到必须要手术的地步,但是包皮过长会导致包皮垢出现,容易滋生各类细菌,这个时候日常清洁就很重要了。孩子 3 岁之前是生理性的包茎,无需特殊处理,等到孩子稍大以后,包皮和阴茎之间出现空隙了,这时给孩子洗澡时可以轻轻地将包皮往上推,用温水冲洗干净,如果包皮实在推不开,不要硬来。等孩子再大一点,就可以教会他自己清洗,养成良好的卫生习惯。

青春期女生的疾病

未成年竟然也会得阴道炎

阴道炎并不是成年女性的专利,妇科有种疾病就叫作幼女外阴阴道炎,指的就是青春期之前的小女孩得的外阴阴道炎症。青春期女孩出于少女羞涩和对月经的朦胧认识,她们往往不太懂经期卫生,一些不好的习惯也会引发阴道炎。

阴道对女生来说就像是私人小天地,作用很大,但又特别娇气。然而,因为社会文化的压力,私处健康的话题很少被摆上台面,好多女生找不到答案,或者因为害羞不敢去看医生,结果病情越拖越严重。其实,大部分女生在一生中或多或少会遇到一些"私密部位"不舒服的情况。

外阴周围偶尔瘙痒在青春期女生中很常见。生殖器皮肤非常娇嫩,需要温柔对待。有时,刺激该区域的皮肤会引起疼痛,这可能是外阴阴道炎所致。症状通常不严重,大多会自行改善,但也需要足够的重视。当女性出现外阴瘙痒、灼热感,或伴有轻微的阴道分泌物增多时,很可能是外阴阴道炎的前兆。尽管在大部分情况下,这些症状会随着时间的推移而自行缓解,但适当的护理和治疗仍然是必要的,如勤换内裤、使用温和的洗液清洗外阴等。同时,避免使用刺激性的洗液或香皂,以免加重症状。如果症状持续或加重,建议及时就医。

日常生活中,要做到以下四个方面照顾好"私密地带",并保持健康。

第一方面,维持阴道内的菌群平衡。阴道外连会阴,在日常的清洁护理中,很多女性可能不经意地采取了不恰当的方式,如频繁使用碱性肥皂或消毒剂清洁外阴,这些行为可能会破坏阴道内的菌群平衡,进而引发阴道炎。阴道内存在着多种微生物,它们之间形成了一个微妙的生态平衡。这些微生物中,乳酸杆菌是主要的益生菌,它们通过产生乳酸来维持阴道的酸性环境,从而抑制有害细菌的生长。然而,当这种平衡被打破时,有害细菌可能会过度繁殖,导致阴道炎等妇科疾病的发生。

碱性肥皂和消毒剂通常具有较强的清洁和杀菌能力,但它们也可能破坏阴道内的菌群平衡。碱性肥皂的酸碱值通常较高,会改变阴道的酸性环境,使得乳酸杆菌等益生菌难以生存。而消毒剂则可能直接杀死阴道内的有益细菌,进一步破坏菌群平衡。当这种平衡被打破时,女性可能会出现阴道瘙痒、疼痛、分泌物增多等症状,严重影响生活质量。据统计数据显示,长期使用碱性肥皂或消毒剂清洁外阴的女性，患阴道炎的风险显著增加。此外，一些研究还发现，这些清洁产品中的化学成分可能会刺激阴道黏膜，加重炎症反应。因此，在日常的清洁护理中，女性应该避免过度使用这些清洁产品，尤其是碱性肥皂和消毒剂。

第二方面，保持干爽透气。在日常生活中，女孩们经常会参与各种体育锻炼，如游泳、健身等，这些活动不仅有助于保持身体健康，还能让女孩们在忙碌的工作、学习之余得到放松。然而，在享受这些活动带来的乐趣时也需要注意一些细节，特别是关于穿着和休息的问题。

如果刚游完泳或健完身，建议立即更换干燥、洁净的衣物，并使用干净的毛巾擦拭身体，以保持身体的干燥和清洁。避免潮湿的环境为细菌提供了生长所需的条件，成为细菌滋生的"温床"，增加了感染的风险。穿着的衣物也至关重要，最好不要穿紧裆裹臀的三角内裤、高弹紧身的健美裤、特别紧身的丝袜或打底裤太久，这些紧身衣物由于紧贴身体，面料又多为化纤织物，使得阴道分泌物和汗液难以散发，形成了一个潮湿、温暖的环境，非常适合细菌滋生和繁殖。长期穿着这类衣物，不仅容易导致阴道炎等妇科疾病的发生，还可能引发其他健康问题。相比之下，宽松的裤子或裙子不仅能够让身体更加舒适地呼吸，还能够有效地避免潮湿和细菌滋生的问题。

第三方面，保持私处的清洁和卫生。为了维护私处的健康，最好每天清洗外阴部。阴道内部包含了多种有益菌群，它们共同维护着阴道的健康。这些菌群能够抵御外界

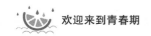

细菌的入侵,并维持阴道的酸碱平衡,具有强大的自洁功能,过度清洗反而会破坏其本身的平衡。因此在清洗私处时,一定要避免过度清洗阴道内部,以免破坏这种自然的生态平衡。

同样,经期卫生尤为关键。最好每天彻底清洗私处,避免使用刺激性强的化学清洁剂,以减少细菌滋生和感染的风险。及时更换卫生巾也很关键,卫生巾有饱和度,一旦饱和需立即更换,避免经血溢出和感染。此外,选择适合肤质的卫生巾,注意手部卫生,避免紧身衣物加重私处不适。还可以采取其他措施来预防细菌感染。例如,在游泳或健身时,尽量避免使用公共毛巾和浴巾,以减少细菌感染的可能。

第四方面,警惕有香味的物品。香皂、有香味的卫生巾或棉条也可能扰乱自然菌群平衡。私处有一点味道是正常的,但请记得它有自洁功能,不要为了"好闻的味道""心理上的干净"就选择一些含香味的产品。

🍋 青柠课堂

私处健康很大程度上取决于你的免疫系统和整体健康程度。规律饮食、定期锻炼、充足睡眠、减缓压力,都有利于保持身心健康,对阴道健康也是有益的!

青春期功血是什么

 TA 的故事

> 　　近日，医院妇科门诊接诊了一位年仅 17 岁的女高中生患者。该女生因持续阴道出血长达二十余日，并伴有头晕、乏力症状十余天，最终选择前来医院就诊。该女生平时住校，与家人沟通较少，初期误将此情况视为正常的月经周期，未给予足够重视。然而，随着头晕症状加重，步行数步即感呼吸困难，最后不得不寻求医疗帮助。经检查，该女生血常规结果显示血红蛋白仅为 56 克/升（正常范围为 110～160 克/升），远低于正常水平。综合该女生的症状及检查结果，最终确诊为青春期功能失调性子宫出血。

　　青春期女性月经是女性生殖系统成熟的重要标志之一。月经通常从青春期开始，每个月都会有一次。这个过程中，女性的子宫内膜会经历一系列的变化，最后脱落并被排出体外，形成月经血。这个过程是女性身体自然的、必要的生理过程，对于女性的健康和生育能力有着至关重要的作用。

　　刚刚步入青春期，身体各个部件都在不断升级。月经初潮的那几年，月经不规律是很常见的，月经调节轴（下丘脑-垂体-卵巢轴)正常功能的建立需要经过一段时间。经过 5～7 年的发育成熟,就会有周期性的排卵,月经也会逐渐变得规律。由于系统尚未发育成熟,所以当身体受到精神压力大、环境变化、剧烈运动、身体虚弱、母系家族史、饮食紊乱、营养不良、代谢紊乱及全身性疾病等影响时,下丘脑-垂体-卵巢轴的功能就容易出状况。这样一来,体内激素水平异常波动,发生紊乱,导致子宫出血异常(如出血过多、时间过长),即青春期功能失调性子宫出血,简称青春期功血。

判断月经是否正常要看以下三项指标。

◆ 月经周期:指两次月经起始日之间的时间间隔,通常正常范围为 21～35 天。

◆ 经期:即每次月经持续的天数,正常区间为 2～8 天。

◆ 经量:指的是一次月经期间的总体失血量,正常范围是 20～60 毫升。

若由于各种原因导致上述三者中的任何一项指标出现异常,则定义为异常子宫出血。特别是当此种异常子宫出血现象发生在青春期,且源于排卵障碍时,即为青春期功能失调性子宫出血。

以下几方面原因会导致月经异常。

◆ 饮食和作息:要规律。太累或者营养不良都可能影响月经,青春期的女孩要合理安排学习和生活,规律作息,保证营养均衡,少吃生冷食物。月经期间,可以多吃些铁元素、蛋白质含量高的食物,比如新鲜的动物血、肉类、动物内脏和有助于铁元素吸收的蔬菜,比如菠菜、红苋菜、黑豆芽、甜菜根和紫菜等。在日常饮食中多摄入这些蔬菜，不仅能满足身体对铁元素的需求，还能为身体提供多种营养物质，帮助保持健康的生活方式。

◆ 卫生习惯：月经期间，子宫出血让内外相通，细菌最喜欢这样的环境，会快速繁殖引发疾病。因此要保持外阴清洁，勤换卫生巾。

◆ 情绪与精神状态：在青春期，学业压力大，情绪本就紧张，身体不适会让心情更烦躁。这时候父母要成为孩子最好的朋友，照顾好孩子的生活起居。

　　青春期功血治疗的重点是止血和调整月经周期。预防感染也很重要，月经量多可能导致贫血和抵抗力下降，容易引发炎症和传染病。因此，要加强止血措施，必要时使用抗感染药物，防止病情恶化。

青柠课堂

　　我们应该正确看待月经这一自然现象，不必过于紧张或担忧。同时，女孩也应该了解自己的身体状况，学会正确地管理月经，保持身体健康。可以用手机或本子记下月经来的日期和出血情况，方便治疗后的随访和观察。生活中要规律作息，劳逸结合，保持愉快的心情，避免过度紧张和精神刺激。此外，注意个人卫生，经常洗澡、换衣服，勤换卫生巾。

　　止血的方法有使用孕激素;口服雌激素和孕激素的联合药物;单纯使用雌激素治疗。如果出血量大,药物难以控制,必要时可以手术治疗。止血后还得继续用激素恢复身体的正常激素分泌,建立正常的月经周期。不然,出血问题只会反复出现,甚至可能导致贫血和子宫内膜异位症。因此,一定要按照医生的建议服药,切忌自行贸然停药!

青春期也会得卵巢肿瘤

 TA 的故事

　　今年六月的中考前夕,15 岁的灵灵正全神贯注地紧张备考,准备迎接人生中的重要考试。然而,突如其来的腹部剧痛打断了她的复习节奏。面对这一突发状况,灵灵以坚定的意志和决心,坚信"考试为重,疼痛需忍",硬是忍受了长达数小时的剧烈疼痛。直至次日凌晨一点多,她终于无法再忍,内心发出强烈的呼喊:"疼痛至极,难以忍耐!"

　　在母亲的陪伴下,灵灵迅速前往最近医院的妇科就诊。最初，大家都以为可能只是阑尾炎等常见病症，然而，经过详尽的检查，结果显示灵灵的盆腔内有一个直径为15厘米的巨大卵巢囊腺瘤。这个意外的诊断让灵灵的母亲瞬间泪如雨下。

卵巢肿瘤，这一疾病在人们的认知中，往往与成年女性，甚至中老年女性紧密相连。然而事实上，青春期少女同样也有可能成为这个无声"杀手"的受害者。尽管青春期少女罹患卵巢肿瘤的概率相较于成年女性而言确实较低，但当我们深入探究，便会发现其中的恶性肿瘤比例不容忽视。恶性畸胎瘤、无性细胞瘤、颗粒细胞瘤、内胚窦瘤……这些听起来令人胆战心惊的名词，正是青春期少女可能面临的卵巢恶性肿瘤。这些肿瘤具有高度的侵袭性和转移性，如果不能被及时发现和治疗，将对患者的生命构成严重威胁。

青春期的卵巢肿瘤并不多见，症状也不太明显。关键是，青春期的小姑娘们大多还在上学，很少做全面的妇科检查。因此，这个病往往不容易被早发现、及时确诊，导致容易耽误治疗。那我们该怎么做才能尽早发现它呢？

首先，不要忽视身体发出的一些信号，比如腹胀、腹围增大等。当决定就医时，除了内、外科之外，也勿忘"关照"妇科。当卵巢里的肿瘤越长越大，腰部和腹部的围度就会明显变大。有的女生得了卵巢肿瘤，还会出现子宫出血和月经不规律等症状。如果发现这些症状持续不好转，赶紧去医院检查！一部分卵巢肿瘤具有分泌激素的功能，因此，当青春期少女出现发育过早或性成熟加速时（如过早乳房发育、过早来月经、成熟女性体型过早形成等），应尽快去医院检查，除了进行内分泌检测，还需排查妇科疾病。这类卵巢肿瘤恶性的较多，不能延误时机。部分卵巢肿瘤的瘤蒂较长，常因运动、跳跃、旋转等突然改变体位的动作而发生突然扭转，会出现剧烈的腹痛。青春期女孩如果出现突然腹痛剧烈，应想到这个疾病——卵巢肿瘤蒂扭转，要及时送往医院处理。

其次，每 1～2 年进行一次妇科肿瘤方面的检查是有必要的。安全、方便的妇科超声是最普遍的检查方式，对于卵巢肿瘤的发现和鉴别具有十分重大的意义，且价格低廉、无辐射。另外，诸多的肿瘤标志物如甲胎蛋白（AFP）及 β-绒毛膜促性腺激素（β-HCG）、CA125、CA199、CEA 等均是敏感可靠的肿瘤指标，有助于肿瘤类型的鉴别。

再者，自我检查也是一个特别实用的小方法。清晨醒来，尚未排小便时，仰卧位弯曲两条腿，使腹壁松弛，然后用手抚摸下腹部。如果存在肿块，就有可能触摸到。这是因为青春期女性卵巢的位置较高，尚未完全下降至盆腔内，且清晨未排小便，十分充盈的膀胱可将内生殖器官向上顶举，若有卵巢肿瘤便极易被向上顶出盆腔至下腹；而且青春期女孩的腹壁都较薄，腹肌也不发达，只要有肿块，很容易隔着腹壁被摸到。

青少年卵巢肿瘤恶性的可能性相对较大，一旦发现卵巢肿瘤,应严密观察,必要时采取手术治疗,以免"养虎为患"。等待的结果常常是失去早期治疗恶性肿瘤的机会,良性肿瘤则可能因蒂扭转等并发症而失去整个卵巢,因此不可大意。

青春期发现卵巢恶性肿瘤并不绝对代表"绝症"。在青春期好发的卵巢恶性肿瘤中,最常见的病理类型其实是生殖细胞肿瘤。近年来,卵巢恶性生殖细胞肿瘤患者的生存率已达90%以上。治疗方案首选手术治疗,手术不但要考虑治疗的彻底性,同时也要尽量保留内分泌及生育功能——只要对侧卵巢及子宫未受累,无论期别的早晚均可以进行保留生育功能手术。"早期诊断、积极治疗、做好随访"是青春期卵巢肿瘤患者提高生存率,改善预后的关键。

青春期意外怀孕与避孕

 TA 的故事

欣欣升入高二的时候,突然发现自己竟然怀孕了! 她吓得够呛,赶紧跟男友说了这件事。但是男友有点儿不耐烦。他摊手说:"真不知道该怎么搞,但最好别让别人发现,要不然就大事不妙啦!"两人实在想不出什么好办法。突然,他们在网上发现一家诊所挂着"无痛人流"的广告,于是他们商量好,准备悄悄地去这家诊所解决问题,但是人流费用让他们望而却步。

欣欣很伤心,主要还是害怕。她不想让家里人知道,也不想让老师和同学们知道。憋了半天,没忍住跟好闺蜜佳佳讲了。她们一合计,欣欣在佳佳的陪伴下,跟爸爸妈妈坦白了。欣欣的妈妈火冒三丈,说不认她这个女儿了!欣欣觉得自己的心都碎了,绝望、无助、束手无策……过了几天,妈妈心疼欣欣,主动跟她深谈了一次。最后母女商量好,妈妈带欣欣去大医院做了人流手术。术后不久,欣欣就重返校园了。

进入青春期的孩子们,不仅生理上快速发育,心理上也在经历着巨大的变化。青春,如同初升的朝阳,充满了生机与活力。在这个阶段,不仅是知识的积累、技能的提升,更是情感世界的萌芽与成长。男生和女生都在这个阶段开始对他人产生了一种特别的情感——爱慕之情。他们会通过各种方式来表达自己的情感,可能会写下一封封情书,倾诉内心的思念与渴望;可能会在操场上默默守候,只为那个熟悉的身影出现;可能会在教室里偷偷传递纸条,传递着彼此的喜怒哀乐;可能还会有一些同学有进一步的体验性爱的行为。但如果不注意避孕,就可能导致意外怀孕。这可能会给当事人带来伤害和麻烦。

青春期女孩怀孕和生育问题备受关注，会影响她们的身心健康和下一代成长。从医学角度上，青春期女孩的身体未发育成熟，怀孕和生育的风险高，易患贫血、高血压等并发症，受伤、患病和死亡的危险性相对较高。出生的孩子将来也面临潜在风险，如缺乏关爱和稳定环境，影响学业和社交。

青春期女孩当妈妈还面临着许多社会问题，少女未婚先孕不被社会所接受，她们往往承受着来自家庭、学校、朋友乃至整个社会的压力和偏见。这种压力不仅让她们在心理上承受巨大的负担，更在她们的成长道路上设置了重重障碍。

首先，家庭是她们面对的第一道难关。在很多传统的家庭观念中，未婚先孕被认为不可原谅，青春期女孩可能会因此被家人责骂、冷落甚至赶出家门。这种家庭环境的冷漠和排斥，让她们在原本就脆弱的青春期更加孤立无援。其次，学校是她们社交和学习的重要场所。然而，未婚先孕的消息一旦在学校里传开，她们很可能会成为同学们议论和嘲笑的对象。这种环境对她们的自尊心和自信心都是极大的打击，使她们在学业和社交上更加困难。此外，社会舆论也是她们不得不面对的问题。在很多人眼中，未婚先孕的少女是道德败坏的象征，她们可能会因此受到各种不公正的待遇和歧视。这种社会舆论的压力让她们在求职、婚姻等方面都面临着重重困难。

对于大多数青春期女孩来说,这个时期她们正忙碌于学业,探索着自我,努力塑造自己的未来。若在这时候意外怀孕,她们往往会感到迷茫和无助。她们没有稳定的经济来源,更无法承担起养育孩子的责任。这不仅仅是对她们个人生活的冲击,更是对双方父母的一大负担。父母作为家庭的支柱,他们为子女的成长付出了无数的辛劳和汗水。然而,当得知女儿意外怀孕的消息时,他们的心情无疑是沉重的。他们不仅要面对社会的压力,还要承担起照顾孩子和安抚女儿的重任。这样的负担对于任何一个家庭来说都是巨大的。

尽管少女母亲在生理上经历了孕育和分娩的重大过程,但在心理上却尚未充分准备好迎接新生命的到来。据相关调查显示,即便部分少女母亲及其家庭愿意接纳新生儿的到来,但孩子的父母往往难以构建一个完整的家庭结构,从而导致了大量少女母亲转变为单亲母亲的现象。值得注意的是,在这样的单亲家庭环境中成长的女孩,其未来亦有可能再次成为少女母亲;而男孩在类似家庭环境中成长的,其未来的犯罪率相较于普通人群则有所增高。

另外需要提醒的是,在进行正规的早期人工流产时,虽经专业操作,但亦存在发生并发症的风险。近期并发症包括但不限于子宫穿孔、脏器损伤、大出血、感染,乃至危及生命的情况。而在远期,可能会导致继发不孕、习惯性流产及子宫内膜异位症等不良影响。至于不安全流产,其潜在风险更为严重,可能引发大出血、严重感染导致败血症,以及生殖道损伤等严重并发症,若得不到及时有效的医疗干预,甚至可能危及患者生命。

青春期对异性的爱慕与思恋乃人生自然发展之必然阶段。随着性生理的逐步成熟,青少年虽已具备一定的生理基础,但社会经验尚浅,对性的认知仍处于模糊状态,性心理尚未成熟。若过早涉足禁忌之域,导致意外怀孕,对女性而言,其生理与心理的伤害远超男性,深远的负面影响可能需要她们长期乃至一生应对和克服。因此,男性在与异性交往时,应展现出尊重、关心和帮助的态度,积极培养自身的男性责任感。青春期女孩们在与异性交往过程中要懂得保护自己,预防意外妊娠。

避孕套的使用不应该是禁忌的话题,正确传授其避免意外怀孕的作用及其正确的使用方法,或许是当今及未来的研究课题。比如,注意在避孕套顶端预留适当的储精空间,以确保其正常功能;避免使用牙齿撕开避孕套,以防止破裂的情况发生;避免在避孕套上涂抹油性润滑剂,因为这可能导致乳胶避孕套分解,产生微小破孔,其效果与使用破损的避孕套无异。其他细节包括注意避孕套的保质期,避免使用过期的产品,以免因材料老化而导致破裂等。

口服避孕药的类别也很多,也可以关注了解,避免被错误的信息和使用方式误导。如短效口服避孕药具有便捷性、有效性和相对较低的不良反应,这类药物主要通过抑制排卵、改变宫颈黏液性状及阻止精子与卵子结合等多种方式达到避孕效果。相较于其他避孕方法,短效口服避孕药的优点在于不仅可以避孕,还能对月经不调、痛经等症状起到缓解作用。然而需要注意的是,在使用前应该充分了解药物特点和自己的身体状况,并在医生的指导下进行选择和使用。

还有一类是长效口服避孕药,由于一次服用剂量大,对女性身体有一定伤害,医生不建议未婚女性服用。长效避孕药主要是雌激素和孕激素组成的药物,通过抑制排卵、着床达到避孕的目的。在实际应用中,长效避孕药的使用需要根据女性的具体情况进行个体化评估。对于已经结婚并有稳定性生活的女性来说,长效避孕药可能是一个相对便捷的选择。但对于未婚女性或存在其他特殊情况的女性来说,则需要谨慎考虑。

此外,紧急避孕药在无保护的性生活或避孕失败后72小时以内服用才有效,服药时间越早,效果越好。它只是一种紧急挽救手段,不可以作为长期避孕的方式。一般不建议将经常服用紧急避孕药作为常规避孕方法,要遵医嘱、按照药品说明书进行服用。

还有一些"不靠谱"的避孕方法包括安全期避孕法、体外排精法等,建议不要抱有侥幸心态尝试。

在现代社会中,避孕方法的正确掌握与性教育的普及对于年轻人而言,其重要性不言而喻。对于青少年来说,深入了解并实践正确的避孕方法,以及接受全面的性教育无疑是一道坚实的保护屏障,能够极大地减少青春期孩子因缺乏相关知识而遭受不必要的伤害。

你好青春期！不能回避的性

我们该如何谈性

如果你是家长，有可能会对这个问题嗤之以鼻——需要面对吗？怎么好意思和孩子聊"这个"；有可能会束手无策——不知如何面对与孩子讨论这个话题。

如果你是正值青春期的少年，那么这确实是一个"剪不断理还乱"却不得不面对的疑问，很多时候这个疑问还需要你们自己寻找答案。

每次讲到我们该如何面对性的时候，我总是拿出彭晓辉教授的一句话——"智者见智、仁者见仁、淫者见淫"。现如今，"谈性色变"依然是我们经常遇到的情况。许多人觉得"性"就像一把刀，一旦触及便会"头破血流"，但是你可知，"刀"只是动也不动地存在着，错的是持"刀"人还是"刀"本身？

有些人是因为对"性"的无知才心生恐惧，有些人则是因为对"性"的误解才趋之若鹜。因此，唯一可以解决这个问题的办法不是一味地逃避，而是不论何时都要正视它、了

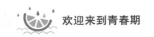

解它。只有在充分了解"性"之后，我们才有资格评判它到底会不会"刀"人。

当你看到"性"这个字，你想到什么？在我的课堂上有很多男生回答——高潮、射精。当我追问除此之外难道没有其他的吗？他们会反问："难道还有其他的吗？"

性是生物繁衍的基础，也是生物的一种自然本能。"性"从内涵上包括了性生理、性心理、性医学、性社会人文以及性法律伦理。最被人熟知的"性别"两字其实也是性学的范畴之一。因此，"淫者见淫"的思想不能根深蒂固，相反，性是一门科学，而性科学是一套复杂的、全面的和综合的理论体系。

很多同学会问我："我不想谈性色变，但是我也不知道如何去谈论性，或者在怎样的场合谈论性是合适的？"

性是非常隐私的话题。我们不能为了避免谈性色变，便开始不分场合，不分时机、不分对象地高谈阔论，这样不免轻浮潦草、矫枉过正了。当我们在一个相对安全、隐私的环境，与自己的闺蜜或好兄弟聊天，当话题谈到性的时候，我们可以从容不迫地把自己愿意分享的内容说出来，这便是合适的。

"谈性色变"是一成不变的传统吗

在我国"谈性色变"可谓由来已久，但并不是一成不变的传统，相反，我国古代对于性的观念也有过相对自由的阶段，其中出现了起起落落的转折。

《易经》等古典文献中，性被视为自然的一部分，与宇宙的阴阳变化相联系，体现了古人对性与生殖的自然属性的肯定。

在春秋战国时期，政治上宽松、思想上争鸣、文化上繁荣，造就了一个相对"开放"的时期。中国社会对文化和制度的要求进一步提高，也就是礼乐文化制度。在礼乐制度的规范下，社会整体对性与婚姻的观念开始出现了保守的苗头，其中儒家思想对这种保守思想的宣传尤为多。但是作为社会向完全封建社会过渡的时期，在各种思想交汇的时代里，儒家思想的影响不算非常大。

从整体来看，春秋战国时期的性和婚姻意识还算自由，这从当时的一些诗歌、文章中可见一斑。例如，我们耳熟能详的"关关雎鸠，在河之洲。窈窕淑女，君子好逑。"作为中国历史上最早的情诗之一，《关雎》这篇作品生动地体现了当时社会中对性与婚姻的自由追求。尽管可能有一些"礼"的要求，但是整个社会在思想上还是自由的，这也对应了春秋战国时期的"开放"属性。

在我国的历史长河中，唐朝是一个开放且繁荣的时代，虽然此时社会娱乐活动不是中国历史里的巅峰时期，但是也是高峰。生产力的部分解放使得人们开始追求天性的释放，对性的宽容程度也达到较为开放的程度。

由于国家富足，上层统治阶级对性的追求尤其强烈。

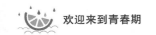

据史料记载,唐玄宗就有"后宫佳丽三千人"。上层的这种现象映射到社会中便是社会人士对性的追求趋于开放,传统规则也逐渐淡化,妓馆、青楼也逐渐出现。除此之外,唐代对女子的贞洁也不再看重。女性离婚再嫁在当时是比较常见的事情。

与唐朝相近,宋朝也是一个生产力发达的朝代,且相比唐朝,娱乐化更为深入。历代推行的儒家思想在宋朝也不例外,特别是程朱理学的推崇,导致性观念进一步保守。随着程朱理学的进一步发展,经过清朝"吃人"般的封建制度,中国整体的性观念已经保守到"低谷"。这一现象一直到中国逐渐走向改革开放才有所改善。

从宋元明清至我国近代史,我们国家的性观念一直处于低谷时期,让国人误以为我们国家"谈性色变"是从古至今的传统,结果却恰恰相反,我国对于性学研究的贡献可以追溯到《易经》,孙思邈的《房中补益》等。

🍋 青柠课堂

从古至今,我国并不都是"谈性色变"的。当我们现在要面对"性"相关问题时,不能误以为"谈性色变"是一成不变的传统而故步自封,只有尊重这门科学,了解这门科学,我们才能以平常心面对这世间无数"性信息"中的真善美、假丑恶。

青少年的性行为，如何面对它

不论你是家长还是青少年，婚前性行为是一个敏感又棘手的问题，那么怎样的应对策略才是科学客观的呢？

青少年婚前性行为产生的原因可以总结概括为三大方面。

第一方面，生理基础因素。

青春期发育是每一位正常的青少年都会经历的身体发育过程，其中最重要的便是性激素的作用，青少年在雄激素及雌激素的作用下产生一系列从生理到心理的变化，而性激素的分泌也是性欲产生的生理基础。在教学及临床工作中，我曾经遇到不少要求降低自己性欲的男生，他们表述的原因是自己性欲强烈之后会影响学习。但是作为临床医生，我们更加担心的是进入青春期却丝毫没有性欲甚至不存在身体发育的青少年，因为这可能是一种疾病。而性欲强烈正是青少年，特别是男生很可能遇到的正常现象，对于这种正常生理现象不应使用医学手段干预。自我接纳、自我融洽是青春期的必修课。

在性激素的作用下，人类的性欲总是慢慢积累的。就像我们用手慢慢举起一个大铁锤至最高点，整个慢慢举起的过程就是积欲的过程，随着铁锤越举越高，我们的手臂便会越发酸胀，这种肌肉酸胀就是性紧张，积欲越久性紧张越强烈，而想要放下铁锤的冲动便是性冲动。当我们把铁锤举过最高点就会有一个自然下落的过程，这个自然下落便是泄欲,随之而来的便是性冲动的释放,性紧张的消失。然后再次由于性激素的影响循环往复这个同样的过程。因此,人体积欲泄欲的过程是正常的生理现象,逃不开也不必忌讳它。如何更加健康、合理地泄欲才是我们需要思考的。

青少年时期的另一个特点是身体和心理发展的不同步。虽然青少年的生殖系统已经基本发育成熟,但他们的心理和情感发展却相对滞后。这种生理与心理的不匹配可能导致青少年在处理性问题时缺乏足够的判断力和自我控制能力,从而更容易做出冲动的决定。

第二方面,心理基础因素。

青春期是一个充满探索和尝试的时期。青少年试图通过各种方式来了解自己的身份和定位,其中包括性方面的探索。一些青少年可能认为通过婚前性行为可以更加了解自己或满足自己的好奇心,但这种行为往往伴随着巨大的风险。

在某些情况下,青少年缺乏情感满足的寻求,可能会因为感到孤独、不被理解或被忽视而选择通过性行为来寻求情感上的满足。他们可能错误地认为性行为能够带来深厚的情感体验和亲密度,但实际上这种做法往往只会加剧情感问题,而不是解决它们。

第三方面,社会因素。

现代社会的开放性和多元性使得各种性观念和文化层出不穷。一些青少年可能受到这些观念的影响,认为婚前性行为是一种时尚或潮流,从而盲目跟风。此外,社交媒体和网络信息的普及也使得青少年更容易接触到不健康的性观念和性行为模式。

家庭教育在青少年性教育中扮演着至关重要的角色。然而，一些家庭可能由于缺乏正确的教育观念和方法，导致孩子在性教育方面得不到充分的指导和支持。这种缺失可能会使青少年在面对性诱惑时缺乏自我保护意识和能力。

尽管青少年婚前性行为的原因多种多样，但其带来的风险却是明确的。以下是一些主要的风险。

◆ 心理伤害与情感波动：婚前性行为往往会给青少年带来巨大的心理压力和情绪波动。他们可能会陷入内疚、自责和焦虑等负面情绪中，对自己的行为产生深刻的负罪感。这种心理负担可能会影响他们的日常生活和学习效率，甚至导致心理健康问题。

◆ 性传播疾病及意外妊娠的风险增加：许多青少年并没有经历过系统的性教育，并且他们的生殖器官尚未发育完全，且缺乏性经验和保护意识，因此在性行为中更容易受到生理伤害。此外，不洁的性行为环境也可能增加感染疾病的可能性，对他们的身体健康构成严重威胁。而科学避孕知识的匮乏也容易导致意外妊娠的概率增加。据近年相关统计结果，全世界每年约有 1 500 万 15～19 岁少女生育，占全球生育总数的 1/5，其中大部分是非意愿妊娠。中国的少女妊娠率为 3％，并以每年 6.9％ 的速度递增。

◆ 学业受影响：婚前性行为很容易分散青少年的注意力，

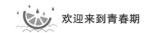

使他们无法专注于学习。一些青少年甚至可能因为过度沉迷于性行为而忽视了自己的学业。长期下去，这可能会导致他们在未来的竞争中处于不利地位，影响个人的职业发展和人生轨迹。

◆ 未来婚恋观的影响：婚前性行为可能会对青少年的婚恋观产生负面影响。过于随意的性行为可能会让他们在未来的恋爱和婚姻关系中缺乏对性的尊重和珍视。同时，过早的性行为也可能会让他们对爱情和婚姻产生不切实际的期望和要求，从而影响未来的人际关系和家庭生活。

🍋 青柠课堂

　　青少年婚前性行为产生的原因是多方面的，包括生理、心理和社会因素。然而，这种行为带来的风险与危害是明确的，不仅会影响青少年的身心健康和学业发展，还会对他们的未来婚恋观和社会道德风尚产生不良影响。我们应该加强青少年性教育和道德教育，引导他们树立正确的性观念和道德观念，避免青少年婚前性行为的发生。同时，家庭、学校和社会也应该共同努力，为青少年提供一个健康、积极、向上的成长环境。

◆ 社会道德风尚的影响：青少年作为社会的未来和希望，他们的行为举止对社会道德风尚有着重要影响。青少年婚前性行为的风气一旦蔓延开来，青少年对于性观念的"看淡"将会对整个社会的道德观念产生冲击和挑战，还可能引发一系列的社会问题，如青少年犯罪、家庭破裂等。

青少年的 4 个性生理现象

◆ 性冲动

性冲动是指在外界有关刺激的作用下，使性中枢神经系统处于兴奋状态的现象。性刺激的强度，即外在诱惑力的强弱。其强度由生理和心理两方面因素决定，如体内性激素水平、身体健康状况、心理状态、心理素质等，当然还包括年龄、环境条件、社会风气及行为规范的约束等，这些因素决定了接受刺激的敏感程度。性刺激可通过视、听、嗅、触等感觉器官发生作用，如情色的画面、喁喁的私语、诱人的香水，而诱发冲动最为强烈的是触觉。触觉的部位是重要因素，如对动情区的刺激诱发的冲动较一般部位更强烈。对于想象力丰富的人，记忆和想象也能诱发性冲动。

性冲动的形成是在各种感觉器官接受外界的刺激后，经感觉神经传入，由神经中枢将信息综合和分析，做出判

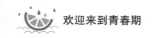

断,再由传出神经传至效应器官产生相应的活动和反应。

　　性冲动一旦产生并达到一定程度,就会形成生理和心理的需要和紧张,因而会自然地要求以适当的方式来满足需要和缓解紧张。根据不同的条件和环境,选择恰当的方式是最重要的。

◆ 性困惑

　　性困惑指的是缺乏性学方面的有关知识,或受传统道德观念的制约,当遇到自己在性方面的"特殊问题"时感到疑惑,性困惑的存在可能演进成病态。随着生理发育和社会经历不同,各个年龄段都有不同的性困惑问题,如少女月经初潮、男性进入青春期发生遗精、婚后种种原因可能导致性生活不和谐,进而发展为心因性的性功能障碍等。许多患者常常因此自责、内疚,又没有勇气去就诊,因而在精神上困惑痛苦。性困惑与性无知、性愚昧有很大联系。

◆ 性紧张

　　性紧张是指在刺激下性欲积累到一定程度急于需要缓解的身心紧张状态。性欲望是人类的一种本能愿望,是与生俱来的。根据弗洛伊德的理论,人类性欲是一种生物能量,也遵循能量守恒定律,同其他物理化学能量一样,只能转化,不能消灭。人类性紧张反应是生物、心理、社会因素协同作用的产物。从纵向看,人的一生中,男子在青春期性发育成熟后性紧张反应最为强烈,最为频繁;女子则在 35 岁左右,性紧张反应逐渐增强达到性高峰期。从横向看,男子性发育成熟后,睾丸及其附属性腺不断产生精子,制造精浆,当输精管道内精液充盈时,会产生一种胀满感和较强烈的排泄欲,性紧张反应明显增高;女子通常在月经周期的中期,卵泡发育成熟,雌激素分泌增多,前庭大腺和阴道分泌旺盛的排卵期,性紧张反应强烈,且容易达到性高潮。性紧张反应既受社会环境的影响,又受个人心理素质、思想道德的约束。心理素质差、意志薄弱、法治观念淡薄的人,对周围环境的性刺激易产生较强烈的性紧张反应,有可能导致某些性越轨行为的发生。司法实践证明,色情物品和色情场所往往是激发性紧张反应的关键性刺激,使一些人对突发的性冲动丧失理智控制,从而萌发出不符合社会道德的思想、感情,甚至做出违法乱纪的事。

性紧张的最终出路是宣泄,是性能量的释放。但人类性欲与其他诸如食欲等本能欲望相比,有明显不同的特征。经过社会文明的进步,人类的紧张状态可以为理智所驾驭,当环境不允许其宣泄时,可以较长时间推迟释放,或攀附在其他社会目标上,升华为创造的源泉。

◆ 性梦

性梦是指在睡梦中与异性发生性行为,是一种无意识或潜意识的性心理活动。祖国医学很早就对性梦有所认识,《灵枢·淫邪发梦》说:"客于阴器,则梦接内。"即正气虚弱,邪气干扰生殖器官,就会出现梦中性交。正气虚弱是指心肝肾亏虚,还有所谓"日有所思,夜有所想"。宋代陈自明用补虚健脾与养血化瘀的方法治疗性梦。清代吴谦等人认为性梦是心脾亏损,神无所抒所致,故选归脾汤加味治疗。

现代医学认为,梦是被压抑愿望的变形满足,各种本能欲望、情感和意念被压抑于潜意识之中,平时由于心理稽查的把守,进不了意识区域,睡眠中意识稽查松弛,潜意识的本能欲望、情感和意念就会活跃起来。

大多数人在性梦中的感受是以性快感为主,也可能伴有忧虑、恐惧等情绪。梦中的形象越生动,情色气氛越浓厚,想象的性行为越剧烈畅快,在生理和心理上引起的性兴奋和产生的快感就越大。男性常以阴茎勃起射精而结束;女性则伴以阴道湿润、白带增多。

性梦中性活动的情节和内容常是千奇百怪的。女性的性梦多是含蓄的、暧昧的,而男性的则多是直接的,故男性性梦常有射精高潮的放空快感。性梦是成年人的一种性心理活动,是性成熟的一个标志,也是一种自我调整性紧张的自慰行为,它不关生活作风,无碍伦理道德,故不必为性梦中的"丑事""乱"而自责。

产生性梦的原因大致有:日有所思,夜有所梦;酣睡中有一种叫苯乙胺的物质释放,促使在潜意识的梦态中有性冲动以致性兴奋;精囊内精液充满,满则溢;睡眠中生殖器官局部受压,如穿紧身三角裤、盖厚重棉被等,皆可引起性梦。若在睡前注意以上事宜,性梦自然会减少。

男孩的秘密

每个男生的青春期一旦启动便会产生生理上的诸多变化，其中遗精、禁欲和自慰是永远绕不开的话题。很多男生第一次遗精时不知道发生了什么，既愧疚又害怕。随着年龄的增长，遗精发生的次数增多或者出现自慰现象，内心的焦虑将会愈来愈强烈，进而影响学习和生活。哪怕三四十岁的男性至门诊就诊，依然对于自慰有着深深的焦虑。

遗精是指男性进入青春期后，在无性交状态下自然出现的射精现象。这是"精满自溢"的正常生理现象。遗精大多是伴随性梦中发生的，所以又称"梦精"；清醒时发生的遗精则称"滑精"，两者本质上没有什么差别。

中国男性首次遗精年龄一般在11～18岁，平均年龄在14岁左右，也有少数人不遗精。绝大多数青少年男生能以正常的心态来对待自身的变化，知道遗精是正常的现象，表明自己长大成人了，因而许多人并不特别注意或理会遗精现象；少数人误以为是由污秽丑恶的梦引起的，因而困惑不解，但很快就会适应；个别人受"一滴精，十滴血"的错误观念影响，认为梦遗会伤害身体，因而感到忧虑，到处求医。

青少年遗精的间隔时间因人而异，一般每周到每月一次均属正常。如遗精频繁，一两天一次或一天数次，体质较弱的人会感到疲乏，这就需要就医检查，找出原因。遗精频繁的主要原因有：受到社会上不良的性刺激，如受淫秽书刊、影像的影响，引起性冲动强烈而频繁；生殖器官局部的不良刺激,如包皮过长、尿道炎、前列腺炎等刺激因素的存在;内裤太紧或穿牛仔裤引起的摩擦刺激,睡觉时被子盖得太厚,均可能引起遗精;心理因素如学习或其他原因造成的紧张、焦虑情绪,有的学生会在学业紧张期间滑精。只要注意纠正这些不良因素,遗精频繁的问题是可以解决的。

遗精排出的精液和性交时射出的精液完全相同,故遗精对身体是无害的。有的人由于缺乏这方面的知识或因误听传闻,以为遗精对身体有害而产生恐惧和忧虑心理,这种心理反而对身体是有害的。因此,在青春期发育之前对于男生的生理健康教育非常重要,需要告知他们身体即将发生的改变,又要告知一些正常的生理现象,以防男生会因为不了解而产生恐惧、自责心理,反而会影响学习。

禁欲即严格制止对性的欲望并且不使发生性行为。禁欲的定义因对禁欲概念的不同理解和阐述而有差别。最严格的禁欲概念是不仅不准许接触异性身体和有性交,而且也不容于出现自慰,甚至不允许有欲念,这就是佛教的"色空"。一般的禁欲概念则是指没有性交,而不包括偶尔的自慰行为。不论是因为个人身心健康、宗教习俗,或是出于家庭和社会的原因,也不论是东方、西方,还是古代、现代,都存在禁欲的理论和实践。

很多现代人对性非常抵触,这种抵触不单单表现在社交层面,更表现在对自己的要求中。很多人会因为自己突然出现的性欲而充满负罪感,日常生活中也一直在压制自己的性欲,一旦压制失败便会强烈自责,这种极度的身心冲突将会给本人造成严重的心理负担甚至出现身心疾病。

禁欲对身心健康的影响,取决于禁欲者对禁欲的认识和态度。一名虔诚的佛教徒笃信教义,自觉遵守色戒,理智地克制欲念。由于对宗教的忠诚,并不会发生因强烈的性欲而引起的心理冲突。在这种情况下,禁欲不会损害身心健康,即使终身禁欲也一样可以保持心理平衡。只要认识到禁欲对于预防性病、艾滋病和避免少女怀孕的重要性,对于完成学业、成才和未来实现自我价值理想的必要性,就会非常自觉地克制性欲冲动,因而不会造成心理不平衡,更不会影响身心健康。

自慰是指在非性交情况下,自身使用手或其他物品摩擦生殖器官,以取得性欲满足的行为,又称手淫。自慰是常见现象。青少年处在性发育时期,当强烈的性冲动难以克制时,容易发生遗精或者自慰现象。

自慰的发生可能有以下这几种情况。

- ◆ 由遗精导致自慰。大部分人是在梦中遗精,但也有人在清醒状态下遗精。第一次遗精时,会有一种欣快感、新奇感,以后就用手不断手搓阴茎,导致自慰产生。

- ◆ 阴茎头(龟头)不清洁,有尿垢堆积,引起局部炎症痒感,这时用手搓揉、搔痒也会导致自慰。

- ◆ 在儿童时期,孩子自己抚弄阴茎,或大人好奇玩弄孩子阴茎,引起孩子一种特殊感觉。随着年龄增长,抚摸阴茎的习惯没有改正,到了青春期不由自主发生自慰。

◆ 早晨憋尿,膀胱充盈,刺激神经,使阴茎勃起,这时可能不经意间自己用手玩弄,也可引起自慰。

自慰属于性行为的一种,实际上,它是青年人乃至壮年人采用的一种有效的"泄欲"方法,不论男性或女性,均可发生。有自慰习惯的男性比女性多,大部分调查结果发现,90%左右的男子和40%以上的女性有过自慰经历,故正确认识自慰非常重要。

"自慰有害"的错误观点已流行了几个世纪,然而越来越多的学者认为自慰非但是无害的,在有些时候是有益于身体健康的。自慰是性心理发育、性意识增强的表现,是青春期一种合理解除性紧张的方式。但是过度的自慰确实是有害身体健康的,可能会提高自身性敏感的"阈值",诱发不射精症的可能。而且,长期过度自慰,反复性高潮后会导致男性前列腺反复充血、肿胀、饱满,容易诱发无菌性前列腺炎、精囊炎的可能。典型的症状可能是会阴部胀痛、排尿尿末淋漓,尿道口"滴白"等情况发生。部分男性会采用非常规方式进行自慰活动,容易诱发生殖器损伤、肛门尿道损伤等,严重者可能需要急诊手术。此外,长期多度自慰后可能会在第二天、第三天感觉到精神萎靡,注意力无法集中,这是身体自身的预警机制,身体用这种状态告诉你自慰确实过度了。如果比较粗鲁的自慰方式导致阴茎外伤或者皮肤、皮下受损,抑制不住自身欲望,不顾伤口反复进行自慰的话,容易导致伤口感染、扩大,甚至阴茎白膜斑块形成、阴茎侧弯的可能。

　　每个人可承受的"度"各不相同，有些男性可能每周几次的自慰，不论是身体、心理还是生活、工作、学习均不受影响，那么每周几次的度对他而言是正常的。但是有些男性可能每个月一次自慰后便出现精神萎靡、注意力不集中，那么每个月一次的自慰频率对他而言也是过度的。"度"对于每个男性没有标准答案，大家可以凭借以下几方面去自我判断。

◆ 心理状态衡量：如果身处的环境有外界性感因素的影响，并且因此唤起自慰欲望不能自处，必须以自慰完成作为结果的时候，你已经"过度"了。而在没有外界诱因唤起时，由于自身性幻想或自慰冲动引起自慰欲望后，也以自慰完成，也说明"过度"了。

◆ 身体状态衡量：如果在自慰后的第二、三天出现身体虚弱、精神萎靡、注意力不集中等，这是身体预警告诉你"过度"了。

◆ 局部性刺激状态衡量：如果以前你在自慰时可能需要1～2分钟到达性高潮，但是随着自慰次数的增多，达到性高潮时间越来越长，这种情况发生的时候也是在提示你"过度"了。

◆ 疾病症状的出现：当在频繁自慰后出现类似前列腺炎的症状，比如尿频、尿末淋漓、尿道口在肚子用力时（比如排尿最后及排便的时候）会有白色浓稠液体流出、会阴部胀痛、精液有血等情况时，说明你"过度"了。

　　一般情况下，男性射精一周2次左右是正常的频率，次

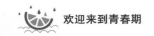

数过少或者过多都可能导致男性前列腺炎的发生。

有些青少年时期习惯养成的错误自慰方式,可能导致成年婚后性生活不和谐,甚至影响生育。如压床板自慰,有些青少年在夜间发生性梦,有时候身体俯卧在床上,并且用身体重力与床板之间挤压阴茎,往往伴随着遗精的产生,瞬时产生的欣快感、满足感让俯身压床板的行为固化,并且形成固定的自慰习惯。久而久之,阴茎勃起只能依靠挤压床板产生,这将导致成年婚后性行为进行困难,并因此影响生育。

此外,临床上有些男士会使用非常规工具刺激尿道,有的会刺激肛门内前列腺附近,这些非常规方式均会可能对于尿道以及直肠、前列腺形成不可逆的伤害,有些病例需要急诊手术摘取非常规工具,对正常器官的损伤不言而喻。

有些青少年的性欲过分强烈,自慰次数频繁形成习惯,这对身心健康会产生不利影响。青少年的神经系统发育尚未完善,兴奋和抑制功能容易失去平衡,自慰成习惯后就频繁发生,难于自控,因而引起过度疲劳,甚至导致注意力不集中、疲乏无力、失眠多梦等神经衰弱的症状出现。

自慰成习惯应该怎么办呢?要正确对待自己的学习和工作,把注意力放在实现自己的理想和抱负上,不要沉湎于主动以自慰来作为激起性欲和满足性欲的手段,而是相信自己有能力克制性欲,并且应该认识到纵欲是有害的。只有通过努力学习、工作为成家立业打好基础,才能从健康和物质上为婚后的幸福生活做好充分准备。具体的做法是先从减少次数开始，尽量控制自慰的欲念，避免过度自慰。针对自慰经常在独处及就寝时或起床前发生的规律，可运用情景变换、自我暗示、活动转移等方法进行调节。

关于青春期：法律、伦理及其他

尊重之锚：性关系中的清晰界限

性同意有年龄限制吗

在探讨性关系中的尊重与同意时，法定性同意年龄是一个至关重要的概念。法定性同意年龄是指法律规定的一个人可以自主决定是否与他人发生性行为的最低年龄。这一年龄的设定旨在保护未成年人，特别是防止他们因年幼无知或缺乏判断力而受到性侵犯。不同国家和地区基于各自的文化、社会背景和法律体系，对法定性同意年龄的规定各不相同，但普遍原则是确保未成年人在心智成熟到足以作出明智性决策之前，不会被迫卷入性关系中。

在我国，法定性同意年龄是 14 周岁。这意味着，与未达到 14 周岁的人发生性关系，无论对方是否表示"同意"，在法律上都被视为性侵犯，即强奸。这一规定严格保护了未成年人的合法权益,防止他们受到性剥削和伤害。

 TA 的故事

> 小丽是一名年仅 13 岁的中学生,她通过网络结识了一位年长男子李某。李某知道小丽的年龄后,仍然试图与她建立亲密的关系,并向其承诺各种好处。在小丽对性知识缺乏了解且受到物质诱惑的情况下,两人发生了关系。
>
> 然而,事情很快被揭露出来,经过调查,警方发现小丽并未达到法定性同意的年龄标准,而李某明知这一点仍与其发生关系,因此违反了法律。最终,李某因犯强奸罪被判刑,并面临相应的法律责任。

法定性同意年龄的设定不仅具有法律意义,更体现了社会伦理和道德的要求。这一法律规定不仅体现了社会对未成年人的保护,也是衡量性关系中双方是否具备合法同意能力的重要标尺。它要求我们在性关系中始终保持对对方的尊重和理解,不得利用权力、地位或其他优势强迫对方进行不愿意的性接触。同时,这一规定也提醒我们,性教育应从小抓起,帮助青少年树立正确的性观念和价值观,学会在性关系中保护自己和尊重他人。

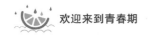

什么是性关系中的同意

 TA 的故事

> 一个 17 岁的男生小明在聚会上误以为隔壁班的玲玲对他有好感,进而接近她并试图发生亲密行为。虽然玲玲在言辞中明确表达了觉得不舒服,不想要继续当前的行为,但是小明觉得玲玲只是害羞,于是不顾玲玲的请求,强行和玲玲发生了亲密关系。事后玲玲承受不了身心双重创伤的巨大压力,向家长和老师反映了此事,这个男生因此面临法律指控。

表达自己的不同意可以采用以下方式。

◆ 直接而清晰地表达:当你不愿意参与某种性接触时,最直接且有效的方式就是直接说出你的感受。例如说:"我现在不想这样做"或"我不太舒服,请停止"。使用明确的语言让对方了解你的立场。

◆ 不妥协于压力:面对对方可能施加的言语或行为压力,坚持自己的决定至关重要。记住,你有权决定自己的身体与感受,不应被任何人强迫。

◆ 设定个人边界:了解自己的底线与界限,并在适当时机与对方分享。这有助于对方理解你的需求与期待,减少误解与冲突。

那么，应该如何识别对方的不同意？

◆ 观察非言语信号：注意对方的肢体语言，如表情、眼神及身体姿态。紧张、回避或抵触的行为可能意味着对方并不愿意继续当前的性接触。

◆ 倾听言语暗示：直接询问对方的感受与意愿是识别其是否同意的关键。同时，留意对方的话语中是否透露出犹豫、不安或拒绝的情绪。

◆ 尊重对方的沉默：有时，对方的沉默可能并非默许或同意。给予对方足够的空间与时间来表达自己的真实想法。

如果忽视不同意，会造成以下几方面的严重后果。

◆ 法律责任：在对方已明确表示不同意的情况下仍强迫其进行性接触，这一行为构成性侵犯，违法者必将面临严厉的法律追责。

◆ 严重伤害：忽视对方的不同意会给受害者带来深远的身体和心理创伤，身体上的撕裂伤、瘀青等，以及性传播疾病的潜在威胁，心理上包括恐惧、羞耻、愤怒、自责等负面情绪，这些情绪可能伴随受害者一生，甚至导致受害者出现焦虑、抑郁、创伤后应激障碍（PTSD）等心理健康问题。他们可能会经历噩梦、情感麻木、回避行为等症状，严重影响生活质量。

◆ 社会影响：受害者可能会长期生活在恐惧之中，害怕再次受到伤害，对周围的人和环境失去信任感。随着时间的推移，受害者可能会将对加害者的愤怒转化为对社

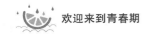

会、对周围人的怨恨,认为社会的不公和冷漠是导致自己遭遇不幸的根源。而频繁或者严重的性侵犯报道可能引起公众的广泛担忧和恐慌,影响社会稳定和安全感。

守护净土:校园性骚扰零容忍

什么是校园性骚扰

如果你在学校里,有人对你说了一些让你感觉不舒服的"玩笑",或者做了一些让你害怕的身体接触,那可能就是校园性骚扰在作怪。简单来说,校园性骚扰就是发生在学校里,让你觉得不舒服、被冒犯,甚至害怕的那些关于性的言语、动作或者网络消息。

 TA 的故事

小雨是一名高二的学生,性格内向,学习刻苦。某天放学后,她在图书馆复习时,一位平时关系不错的男同学小李走过来,坐在她旁边开始闲聊。起初,他们还像往常一样讨论学习问题,但渐渐地,小李的话题开始变得不对劲。他不断询问小雨的感情生活,还开起了涉及性内容的低俗玩笑。小雨感到非常不舒服,但她不敢直接表达出来,害怕破坏两人之间的友谊。然而,小李并没有察觉到小雨的不适,反而变本加厉,甚至开始用手轻轻触碰小雨的手臂。

在这个案例中,小李的行为已经构成了校园性骚扰。他通过言语上的低俗玩笑和身体上的不必要接触,使小雨感到被冒犯和不安。尽管小雨没有直接反抗,但她的不适和沉默并不意味着她同意了这种骚扰行为。

性骚扰的"变形记"

性骚扰是个"变色龙",它有很多"伪装术"。除了小雨遇到的言语和行为骚扰外,还有其他多种形式。

形式一　言语骚扰

◆ 黄色玩笑不是玩笑:有些人爱开那种让人脸红的玩笑,比如拿你的身体部位开玩笑,这真的很不尊重人。这些玩笑往往涉及对他人身体部位的低俗或不恰当评论,比如直接或间接地提及性器官,或者以性暗示的方式进行戏谑。这样的言语不仅缺乏尊重,还可能导致你感到尴尬、羞辱甚至恐惧,严重影响你的心理健康。

◆ 纠缠不清的求爱:如果你已经明确拒绝,但对方还是不停地向你表白或者发暧昧信息,这也是骚扰。这些行为不仅侵犯了你的个人空间,也构成了性骚扰。这种持续的纠缠可能给你带来极大的心理压力和困扰。

◆ 暗藏威胁的话语:用性来威胁你,说如果你不按他说的做,就会有不好的事情发生,这绝对是性骚扰!这种威胁可能涉及暴力、公开隐私或损害名誉等,对你造成极大的恐惧和不安,严重侵犯了你的人身安全和自由。

形式二　行为骚扰

◆ 突如其来的亲密接触:没经过你的同意就抱你、摸你,不管对方是不是你的朋友,这都是不对的!这种行为不仅侵犯了你的身体自主权,还可能给你带来身体和心理上的伤害。无论是朋友还是陌生人之间,未经允许的身体接触都是不可接受的。

◆ 侵犯私人空间:有人故意靠你很近,让你感觉不舒服,这也是性骚扰的一种。故意靠近你至令人感到不适的距离,或者在没有得到你允许的情况下进入你的私人领域(如房间、更衣室等)。这种行为侵犯了你的隐私和舒适感,会使感到被侵犯和不安。

◆ 色情材料的"分享":在教室里、图书馆,甚至网络群里分享色情图片或视频,这种行为也是不尊重人的!这些行为不仅违反了社会公德和法律法规,还严重侵犯了他人的尊严和隐私。对于青少年来说,接触这类内容还可能对其身心健康造成负面影响。

形式三　电子骚扰

◆ 网络上的"不速之客":通过短信、邮件或者社交媒体发色情照片或信息的行为无视你的意愿和感受，强行闯入对方的数字生活空间，带来不必要的困扰和焦虑。

◆ 被"偷窥"的感觉：有人用软件偷看你的聊天记录，或者监视你的社交媒体，这也是侵犯隐私的行为。如果对方利用黑客手段或其他非法方式获取你的聊天记录、社交媒体账号信息等私密资料，并对你进行监视或泄露的行为严重侵犯了你的隐私权和人格尊严，可能带来不可估量的损失和伤害。

自我保护的秘籍

秘籍一　火眼金睛，识别骚扰

◆ 听从内心的声音：如果你觉得某人的话或行为让你不舒服，那就相信自己的感觉，这可能就是性骚扰！当面对他人的言行时，要时刻保持警觉并关注自己的内心感受。如果对方的言语或行为让你感到不舒服、尴尬或恐惧等负面情绪时，要相信自己的直觉并及时采取行动来保护自己。同时要学会区分正常的社交互动和性骚扰之间的界限。

◆ 观察对方的"小动作"：注意那些总是围着你转，说的话做的事都让你觉得奇怪的人。在与他人交往的过程中要注意观察对方的言行举止和细节表现。留意对方是否经常围绕你转、是否言行异常或带有性暗示等信号。同时，也要注意自己的言行举止是否可能引发不必要的误解或骚扰。

秘籍二 智勇双全,应对骚扰

◆ 大声说不:勇敢地告诉对方你的底线,记住,你有权保护自己的感受! 当遇到性骚扰时首先要保持冷静,并明确表达自己的态度和立场。可以直接告诉对方你不喜欢他的言行并要求他停止骚扰行为。如果对方不听劝阻或继续骚扰你时,可以采取更进一步的措施来保护自己的权益和安全。

◆ 冷静应对:面对性骚扰时要尽量保持冷静和理智,避免情绪失控或做出过激反应,从而加剧矛盾和冲突的风险。可以尝试通过深呼吸等方式来缓解紧张和焦虑情绪并保持清晰的思维和判断能力。如果对方情绪激动,记得远离,安全第一!

◆ 寻找援军:当遇到性骚扰时不要孤军奋战,而是要积极寻求家人、朋友或老师的支持和帮助。他们可以提供情感上的安慰和支持并帮助你制订应对策略和方案,从而更好地应对性骚扰问题并维护自己的权益和安全。

秘籍三 求助热线,时刻在线

◆ 找老师谈心:当遇到性骚扰问题时可以及时向老师寻求帮助和支持,学校的老师都是你的朋友,他们会认真听你说,并提供专业的咨询和指导并协助你解决问题并维护自己的权益和安全。

◆ 告诉爸爸妈妈:家庭是我们最坚实的后盾和避风港,无论发生什么,无论何时何地,家人都会无条件地支持和保护我们。因此,当遇到性骚扰问题时,不要犹豫或隐瞒，要及时向家人倾诉并寻求他们的支持和帮助，从而更好地应对性骚扰问题并走出困境。

◆ **法律武器来帮忙**：在情况严重时，不要犹豫，要及时报警或寻求法律援助并依法维护自己的权益和安全不受侵犯。法律是我们维护自身权益的有力武器，通过法律途径可以追究施害者的法律责任，并为自己争取应有的赔偿和补偿，从而恢复自己的尊严和权益。

秘籍四　学校行动，共筑防线

学校通常会有相关的规定，告诉我们什么是对，什么是错。如果你遇到了骚扰，可以按照学校规定来保护自己。

学校会开设性教育方面的讲座、培训，教我们怎么识别和预防性骚扰。还会把这些知识放到课程里，让我们从小就学会保护自己。

🍋 青柠课堂

　　校园性骚扰并不可怕，只要我们了解了它，学会了如何保护自己，就能让它在阳光下无所遁形。记住，无论何时何地，你都不是一个人！让我们携手共建一个安全、和谐、尊重的校园环境吧！通过了解案例、提高警惕、勇敢说"不"，我们共同守护这片属于我们的纯净天地。

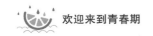

学校里有心理咨询室,如果你心里难受,可以去找老师聊聊。如果需要法律帮助,学校也会帮你联系专业人士。

学校会设立很多举报渠道,比如匿名信箱、热线电话等,鼓励大家勇敢站出来。如果查实了骚扰行为,学校会严肃处理,保护每一位同学的安全。

净化网络:向造黄谣说不

网络暴力的阴霾

在当今数字化时代,互联网已成为我们生活不可或缺的一部分。然而,网络空间并非一片净土,造黄谣等网络暴力行为如同阴霾一般笼罩着网络世界,对个人和社会造成了深远的负面影响。

 TA 的故事

小华是一名 16 岁的中学生,性格内向、成绩优异。然而一天,他突然发现自己成为了校园论坛上的热门话题——一则关于他的黄色谣言在网络上迅速传播开来。谣言中捏造了小华与多名女生发生不正当关系的虚假事实,并配有伪造的聊天记录和照片作为

"证据"。

面对突如其来的网络暴力，小华感到无比震惊和屈辱。他试图向同学们解释真相，但谣言已经深入人心，无人相信他的清白。随着时间的推移，小华开始变得沉默寡言、情绪低落。他的学习成绩急剧下滑，甚至一度产生了退学的念头。

造黄谣是一种严重的网络暴力行为，具体是指个体或群体故意编造关于他人的虚假信息，并将这些信息赋予色情或侮辱性的内容，随后通过网络、社交媒体或其他通信渠道进行广泛传播的行为。

这种行为对个人造成的伤害是极其深重的。对个人而言，造黄谣不仅严重侵犯了受害者的名誉权和隐私权，还可能导致受害者遭受心理上的巨大创伤，并造成长期影响。受害者在面对谣言时，往往感到无助、愤怒和羞耻，这些负面情绪可能长期影响他们的生活和学习。更为严重的是，一些受害者可能因为无法承受网络暴力的压力而选择极端行为，造成不可挽回的后果。

对社会而言，造黄谣等网络暴力行为破坏了网络空间的和谐与秩序，阻碍了健康网络文化的形成。网络谣言的传播速度极快，一旦形成规模，将对社会造成极大的不稳定因素。此外，网络暴力还助长了社会上的不正之风，让一些人误以为可以通过诽谤和造谣来达成个人目的。

造黄谣是一种违法行为。根据我国的相关法律法规，故意编造并传播虚假信息，损害他人名誉的，将受到法律的制裁。这意味着，一旦你因为好奇、报复或寻求关注而参与了造黄谣的行为，你很可能会面临法律的严惩。罚款、拘留甚至刑事处罚，这些都可能成为现实。到时候，不仅要承担法律责任，更会在人生记录上留下难以抹去的污点。

 TA 的故事

> 2023 年 3 月，某学校发生了一起学生造黄谣事件。该校一名学生赵某某，对女性朋友的照片进行了恶意篡改，并公开发表包含侮辱性内容的言论，同时泄露了受害者的个人信息。这些不实信息迅速在网络上传播，给受害者带来了深重的精神伤害，严重影响了她的生活和学习。该事件曝光后，该学校迅速介入调查，并对赵某某作出了相应的处分。同时，公安机关也介入调查，依法对赵某某采取了相应的措施。
>
> 这一系列举措体现了学校和教育部门对于维护学生权益和校园秩序的坚定立场。我们应当深刻认识到网络不是法外之地，任何人在网络上的行为都应遵守法律法规和道德规范。

如何保护自己

面对网络暴力的威胁，我们每个人都有责任和能力保护自己。以下是一套实用的个人防范和应对措施，希望能帮助你在网络空间中更好地保护自己。

◆ 保持警惕：在网络浏览和社交互动中，时刻保持警惕，不轻信未经证实的消息。对于涉及个人隐私和敏感话题的信息，要谨慎对待，避免随意转发和评论。

◆ 核实信息来源：在遇到可疑信息时，主动核实其来源和真实性。可以通过搜索引擎、官方渠道或向相关当事人求证等方式，确保自己掌握的信息准确无误。

◆ 提高网络安全意识，保护个人隐私：在网络空间中，尽量避免透露过多个人隐私信息。在社交媒体上设置合理的隐私权限，保护自己的个人资料和照片不被滥用。确保个人账号的密码复杂且定期更换，避免账号被盗用或信息泄露。

◆ 勇敢维权：如果遭遇网络暴力或造黄谣等不法行为，要勇于站出来维护自己的权益。可以通过截图、保存证据等方式，向相关平台或法律机构举报。同时，也可以寻求家人、朋友或专业机构的帮助和支持。

如果你是被造黄谣的小华，你应该怎么做才能维权？

◆ 保持冷静，记录证据：首先需要保持冷静，不要让愤怒或恐惧冲昏头脑。情绪稳定有助于更清晰地思考和行动。同时，应该保存所有与谣言相关的截图、链接和伪造的聊天记录、照片等证据。这些证据将在后续处理中起到关键作用。

◆ 告知信任的人：将此事告知父母或其他可信赖的家人，他们可以给予情感支持和帮助制订应对策略。同时，向老师反映这一情况，学校通常有处理网络欺凌和网络谣言的机制，老师可以提供必要的帮助和指导。

◆ 寻求法律援助：如果情况严重，可以考虑咨询专业律师，了解如何通过法律途径维护自己的权益。如果谣言涉及诽谤、侵犯隐私等违法行为，可以向当地公安机关报案，寻求法律支持。

◆ 网络平台投诉：可以向传播谣言的网络平台举报该不实信息，要求平台删除相关内容并防止谣言进一步扩散。还可以在合适的平台上（如个人社交媒体、学校官网等）公开发表声明，澄清事实真相，减少谣言的影响。

◆ 心理疏导：面对网络暴力和谣言，受害者可能会遭受巨大的心理压力，应该寻求专业的心理咨询帮助，以缓解焦虑、抑郁等负面情绪。同时，适当参与一些积极向上的社交活动，与朋友、同学多交流，分散注意力，逐渐走出阴影。

◆ 持续跟踪处理结果：持续关注学校和网络平台对谣言的处理结果，确保谣言得到有效遏制。与学校、网络平台和相关机构保持沟通，确保自己的权益得到充分保障。

上述措施可以逐步减少谣言对自己的负面影响，恢复名誉和心理健康。同时，这也提醒我们每个人在网络空间中都要保持警惕和理性，共同维护一个健康、和谐的网络环境。

法律盾牌：为抵御性侵筑起防线

性侵之殇

在青春期这段每个人生命中既美好又充满挑战的阶段，有些孩子却可能会遭遇令人痛心的事情——遭受性侵犯。性侵犯是指未经对方同意，以强迫、威胁或其他手段进行的性行为。对于未成年人来说，性侵犯不仅是身体上的伤害，更是心灵上难以愈合的创伤。

 TA 的故事

小红是一名 14 岁的初中生。一天放学后，她被同校的一名高年级男生强行带到了学校的角落，受到了性侵犯。小红感到无比恐惧和羞耻，但她没有选择沉默。

在家人和朋友的支持下，小红鼓足勇气报了警。警方迅速介入调查，不仅抓获了施害者，还为小红提供了必要的心理支持。小红的勇敢行为不仅保护了自己，也为其他潜在的受害者树立了榜样。

　　面对性侵犯,受害者绝不是孤立无援的。勇敢地站出来寻求帮助,法律和社会都会站在受害者这一边。未成年人遭受性侵具有特殊性,需要受到特别关注。通常来说,未成年人被性侵是指当一个成年人或者比受害者年纪大很多的人,利用自己的优势,比如力量、地位或者信任,对未成年人进行非自愿的身体隐私部位接触。这和成年人被性侵是不一样的,因为未成年人还没有足够的能力来保护自己,甚至无法识别是不是遭受了性侵犯,并且他们可能不知道该如何拒绝或者求助。具体体现在以下几方面。

◆ 受害者相对脆弱:未成年人的身体和心灵都还在成长中,他们可能不完全明白正在发生的事情有多么严重。有时候,即使他们感觉到了不舒服,也可能不知道该如何表达出来。

◆ 施害者利用优势:施害者可能是家人、老师、亲戚、邻居甚至是朋友中的大哥哥大姐姐。他们可能会用各种方法让受害者相信这是"正常的"或者"没关系的",从而让受害者不敢反抗。

◆ 行为很难被发现:很多未成年人遭受性侵都在私密的地方,比如家里或者学校的某个角落。这些地方不容易被其他人看到或听到,所以有时候事情发生了很久才被发现。

◆ 对受害者的长期影响:性侵不仅仅是一个短暂的事件,它对受害者的心理和情感影响可能是长期的。受害者可能会感到害怕、羞愧、愤怒,甚至影响他们的学习和人际关系。

◆ 法律的特别规定：为了保护未成年人，法律对性侵未成年人有非常严格的规定。施害者会受到严厉的惩罚，而且法律也会尽力保护受害者的隐私和安全。

当我们了解到前面讲述的这些特殊性后，就更应该意识到保护自己的重要性。如果你或者你的朋友遇到了这样的情况，一定记得要做到以下几点。

◆ 勇敢说出来：告诉信任的家人或老师，他们可以帮助你。

◆ 寻求医疗帮助：及时就医不仅可以治疗身体上的伤害，还可以保留重要的证据。医院也会提供必要的心理支持。

◆ 寻求法律帮助：报警是保护自己的重要步骤。当你或你身边的人遭受性侵犯时，第一时间报警是最重要的。警察会进行调查，并采取必要的措施保护受害者。你可以向当地的法律援助机构或律师咨询，了解你的权益和维权途径。他们会帮助你准备起诉材料，代表你向法院提起诉讼。

◆ 接受心理支持：专业的心理咨询或治疗可以帮助你走出阴影，重建自信。

直面污名化——对受害者的二次伤害

性侵犯是一个沉重的话题，但我们应该正视它，而不是回避或污名化受害者。受害者已经承受了巨大的痛苦，社会应该给予他们更多的理解和支持，而不是指责和歧视。

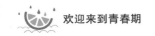

污名化是指将某个群体或个人贴上不公正、负面的"标签",导致其受到社会排斥和歧视的现象。在性侵犯议题中,受害者常常遭受污名化,被指责"引诱"施害者、穿着暴露等。

 TA 的故事

在爱尔兰发生的一起性侵案件中,一名 17 岁的少女声称自己被一名 27 岁的男子性侵。然而,在案件审理过程中,受害少女的穿着成为了庭审的焦点之一。具体来说,她当时穿着一条蕾丝丁字内裤,这一细节被被告律师在辩护时用来指责受害者,暗示其穿着可能是导致性侵发生的原因之一。被告律师认为这种穿着意味着"她对被告可能有意思,愿意和被告见面,或者愿意和被告在一起"。

经过讨论后,陪审团作出了无罪判决,认为强奸罪名不成立。这一结果引起了广泛的社会争议和愤怒甚至引发了示威抗议活动,许多人认为这是对受害者的二次伤害,将焦点从施害者转移到了受害者身上。许多网民在网络上表达了对判决的不满和对受害者的支持,指出性侵是犯罪者的行为,与受害者的穿着无关。

我们要认识到，性侵犯不是受害者的错，无论他们穿着如何、言行如何，都不应该成为遭受侵犯的理由。

对受害者的污名化有以下几类具体形式。

◆ 受害者穿着指责：在某些性侵犯案件中，公众或媒体可能会将焦点放在受害者的穿着上，暗示其穿着"暴露"或"性感"是导致性侵犯的原因。这种指责完全忽视了性侵犯行为的本质——一种基于权力和控制的犯罪行为，而非受害者穿着的错。

◆ 受害者行为质疑：有时，受害者在性侵犯发生前后的某些行为也会被质疑，比如是否曾单独与施害者相处、是否曾有过亲昵举动等。这些质疑同样是对受害者的不公平指责，将责任无端地推给了受害者。

◆ 社交媒体上的网络暴力：在社交媒体上，性侵犯受害者可能会遭受网络暴力，被恶意评论、谩骂甚至威胁。这些行为进一步加剧了受害者的心理创伤，使其处于更加孤立无援的境地。

青柠课堂

以下几点努力，有助于保护受害者免受进一步的伤害和歧视，也有助于推动社会的进步和发展。

◆ 增强自我认知与教育：主动学习性教育和法律知识，提高自己的防范意识和能力。了解性侵犯的定义、类型、后果，以及如何预防和应对，从而能够更理性地看待和处理相关问题。认识到性侵犯不是受害者的错，与受害者的穿着、言行无关。通过学习和传播这一观念，帮助周围的人树立正确的性侵犯认知。

◆ 倡导公正态度与尊重：在日常生活中，对身边的人都保持尊重和理解，不因性别、性取向、穿着等因素而加以歧视或评判。当遇到对性侵犯受害者的不公正言论时，勇于发声，表达自己的不同意见。支持并尊重受害者的选择和隐私。不传播受害者的个人信息或经历，避免对其造成二次伤害。

◆ 参与社会活动与传播正能量：积极参与学校或社区组织的反性侵犯宣传活动，通过演讲、制作海报、撰写文章等方式，向更多人普及性教育和反性侵犯知识。利用社交媒体等平台，传播正面信息，鼓励大家关注和支持性侵犯受害者，共同营造一个安全、和谐的社会环境。

◆ 培养同理心与责任感：培养自己的同理心，关注受害者的感受和需求。通过换位思考来理解他们的痛苦和困境。

平等之路：打破性别印象

法律天平：性别平等的法律保障

在青春期这一段充满探索和成长的旅程中，性别平等是不可或缺的一部分，这不仅是个人成长的必修课，也是推动社会进步的重要力量。我们需要认识到性别刻板印象对个人发展和社会进步的阻碍，并积极探索打破这些束缚的方法，共同迈向更加平等和谐的社会。

 TA 的故事

> 15 岁的少年小志因行为举止偏女性化而长期遭受校园欺凌。他喜欢编织、做菜，甚至加入了学校合唱团并成为唯一的男高音，这些在同龄人眼中"不合常规"的爱好和行为，让他成为了校园欺凌的目标，同学们常常课间在厕所内欺凌他。小志被迫在上课时间上厕所以躲避同学的暴力威胁，但最终仍未能逃脱悲剧的命运。2000 年 4 月，小志在课间去厕所时遭遇意外，经法医鉴定为心源性猝死，但背后隐藏的是长期欺凌导致的心理压力和身体伤害。

这个案例是对青少年自我认同、勇气及社会包容性的一次深刻启示。

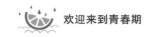

我国法律体系中，对性别平等给予了高度重视。《中华人民共和国宪法》《中华人民共和国妇女权益保障法》等法律法规都明确规定了男女平等的基本原则。

性别平等，即男女在政治、经济、文化、社会和家庭生活等各方面享有同等的权利，负担同等的义务。性别平等是社会进步的重要标志，是实现全面发展不可或缺的一部分。然而，法律的实施和落地还面临诸多挑战，如性别歧视在一些领域依然存在，这需要我们持续关注和努力。

刻板印象之困：性别刻板印象的束缚

性别刻板印象是一种深植于社会文化中的偏见，它限制了个人的潜能发展和社会进步。例如人们常常认为男性应该阳刚、坚强，而女性则应温柔、细腻。这种刻板印象不仅影响了男性和女性的自我认知和行为选择，还导致教育、职场和社会角色等方面的不平等。

◆ 教育领域：性别刻板印象导致某些学科和专业被视为"男性领域"或"女性领域"，限制了青少年的选择和发展空间。

◆ 职场环境：在职场上，性别刻板印象也影响着职业晋升和薪酬待遇，导致女性在某些领域面临玻璃天花板现象。

◆ 社会角色：性别刻板印象还强化了对家庭角色的传统分工，限制了男性和女性在家庭中的平等参与和贡献。

性别的刻板印象

 TA 的故事

　　李明是一名初中男生，自小对舞蹈充满了浓厚的兴趣和热爱。然而，在传统观念中，舞蹈往往被视为女生的专长，男生跳舞常常会受到异样的眼光和议论。尽管面临这样的社会环境，李明从未放弃过对舞蹈的追求。

　　在学校的课外活动中，李明积极报名参加舞蹈社团，但这一决定起初并没有得到身边人的理解和支持。有些同学甚至嘲笑他的选择，认为这不是男生应该做的事情。然而，李明并没有因此动摇，他坚信每个人都有追求自己兴趣的权利，无论性别如何。他利用课余时间刻苦练习舞蹈，不断提升自己的技艺，并尝试通过社交媒体展示自己的舞蹈作品，希望得到更多人的认可和支持。

　　随着时间的推移，李明的舞蹈技艺日益精湛，他的努力和才华也逐渐得到了周围人的认可和赞赏。在一次学校的文艺汇演中，李明作为舞蹈社团的代表进行了精彩的表演，赢得了全场的掌声和欢呼。这次表演不仅让李明收获了自信和成就感，更重要的是打破了传统观念对男生跳舞的偏见和限制，激励了更多男生勇敢追求自己的舞蹈梦想。

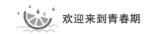

我们需要认识到自己的性别角色观念是否受到了刻板印象的影响。问问自己，我是否因为性别而对某些活动或职业产生了偏见？青少年们应该勇敢尝试参与那些通常被认为是"异性专属"的活动或兴趣小组。只要有兴趣，男孩也可以加入学校的舞蹈队或烹饪社团；女孩加入足球队或科技俱乐部也未尝不可。

我们可以在学校发声，利用课堂讨论、学生会活动等平台，或在社交媒体上分享正面倡导性别平等的文章、视频或故事，倡导性别平等观念，反对任何形式的性别歧视和刻板印象，引导更多人关注并思考这个问题。

 TA 的故事

小熙，一名才华横溢的高中女生，自小便对编程世界充满了无尽的好奇与热爱。在那个往往被误认为男性专属的领域里，小熙用自己的行动打破了性别界限，证明了科技梦想无性别之分。

随着年岁的增长，小熙注意到家中年迈的奶奶开始受到记忆力衰退的困扰。奶奶偶尔会忘记刚刚发生的事情，甚至家人在面前也叫不出名字，这让小熙深感心疼。为了改善奶奶及更多像她一样的老年人的生活质量，小熙决定利用自己的编程技能，为老年人开发一款实用的应用程序。

经过深入的市场调研和用户访谈，小熙了解到老年人在日常生活中面临的种种不便。于是，她倾注心血，设计出了一款名为"时光印记"的应用程序。这款应用不仅具备人脸识别功能，帮助老年人轻松识别亲朋好友，还集成了日程提醒、健康管理、紧急呼叫等多项贴心服务，旨在全方位提升老年人的生活便利性和安全性。

　　在开发过程中，小熙遇到了不少技术挑战，但她从未轻言放弃。她不断查阅资料、请教专家、优化算法，确保"时光印记"既实用又易于操作。同时，她还邀请老年朋友进行试用反馈，根据他们的建议不断迭代升级。

　　最终，"时光印记"应用以其出色的功能和用户体验赢得了广泛好评。它不仅帮助小熙的奶奶重拾了生活的乐趣与自信，更在全国范围内引起了广泛关注。小熙的经历激励了无数青少年勇敢追求自己的科技梦想，无论性别如何，都能在科技领域发光、发热。

　　小熙深知，科技的力量在于改善人们的生活。她计划在未来继续深入学习计算机科学、人工智能及医疗健康等领域的知识，将更多科技成果转化为实际应用的解决方案，为社会带来更多福祉。她的故事如同一束光芒，照亮了青少年科技创新的道路，引领着更多人勇敢前行。

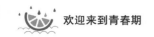

当我们看到身边的朋友或同学挑战性别刻板印象时，给予他们鼓励和支持。无论是男孩跳舞还是女孩喜欢科学，都值得被尊重和赞赏。鼓励青少年们通过自己的行动成为他人的榜样，展示性别平等的可能性和美好。

青少年们可以与志同道合的朋友一起组成一个小组，共同策划和举办与性别平等相关的活动，如讲座、展览或工作坊；或通过阅读书籍、观看纪录片或参加性别平等工作坊等方式，深入了解性别刻板印象的成因、危害及解决方案。

青柠课堂

性别平等是每个人应该享有的基本权利，而打破性别刻板印象则是实现性别平等的重要途径。让我们从自身做起，从教育、社会倡导和个人行动等多个方面入手，共同努力推动性别平等的发展。相信在我们的共同努力下，一个更加平等和谐的社会终将到来。

一个五彩斑斓的世界

认识性少数群体

人们常说的性少数群体，简单地说，就是那些在性取向、性别认同或性别表达上与众不同的群体,包括很多不同的小群体,每个小群体都有自己的特点和故事。

性取向是指一个人对另一个人产生爱情、浪漫幻想或性吸引的方向。性少数群体中性取向的多样性体现在以下几类。

◆ 同性恋:包括男同性恋者(Gay)和女同性恋者(Lesbian),他们被同性所吸引。

◆ 双性恋:双性恋者(Bisexual)对男性和女性都会产生吸引。

◆ 跨性别者:跨性别者(Transgender)指那些性别认同与出生时的性别不一致的人。

◆ 酷儿/疑问者(Queer/Questioning):"酷儿"一词原本是对 LGBT 群体(同性恋、双性恋、跨性别者群体的英文首字母简称)的贬称,但现已被重新定义为包含所有非传统性别和性取向的人,同时强调性别和性取向的多样性和流动性。疑问者则指那些正在探索自己性取向或性别认同的人。

性别认同是指一个人对自己性别的内在感受。这与他们出生时被赋予的生理性别可能相同,也可能不同。性少数群体中的跨性别者就是一个例子,他们的性别认同与出生时生理性别不一致。

需要知晓的是,性少数不代表性错误,它不是疾病,更不是犯罪,只是一抹独特的色彩,存在于我们缤纷的世界之中。

TA 的故事

　　小明是一个男孩,他内心强烈地认为自己应该是一个女孩。在青少年时期,小明开始意识到自己的性别认同与生理性别不一致,这给他带来了许多挑战和困难。

　　在学校,小明尝试以自己的方式表达女性化的特质,比如穿着偏女性化的衣物或行为上更加细腻。然而,这些举动常常引来同学们异样的目光和背后的议论,甚至遭受嘲笑和欺凌。小明感到自己被孤立,难以融入集体。

　　小明的父母在得知他的性别认同后,表现出了极大的困惑和不解。他们试图说服小明接受自己的生理性别,认为这只是青春期的叛逆行为。家庭内部的冲突和紧张氛围让小明感到更加压抑和无助。

　　小明在探索自我认同的过程中充满了困惑和挣扎。他不断地问自己:"我真的是错的吗?"这种自我怀疑和内疚感让他时常陷入情绪低落的状态。同时,他也担心自己的未来,不知道如何面对社会上的偏见和歧视。

　　长期的社会压力、家庭冲突和自我认同困惑导致小明出现了严重的心理健康问题。他感到焦虑、抑郁甚至有过自杀的念头。这些心理问题严重影响了他的学习和生活,让他感到绝望和无助。

在青少年时期，性少数群体可能会遇到一些特殊的挑战和困难。简单来说，他们可能会因为自己的性取向或性别认同与大多数人不同而感到孤独和被误解。社会上的一些人可能会对他们持有偏见或歧视，这可能导致他们在学校、家庭甚至朋友圈中遭受排斥或欺凌。

同时，他们也可能在家庭内部面临压力，因为有些家庭可能难以接受或理解孩子的性取向或性别认同。这种家庭内部的冲突和不理解可能会让他们感到更加困惑和痛苦。

此外，性少数群体青少年在自我认同方面也可能遇到困难。他们可能需要花费更多时间来探索和理解自己的性取向和性别认同，这个过程中可能会伴随着焦虑、困惑和自我怀疑。

青柠课堂

性少数群体也渴望爱，渴望被理解，渴望建立深厚的情感联系。无论是亲情、友情还是爱情，他们都有权利去追求和享受。他们的感情和其他人的感情一样真挚而美好，值得被尊重和珍惜。性少数群体青少年在成长过程中可能会面临更多的挑战和压力。因此，我们需要给予他们更多的理解、支持和关爱，帮助他们克服这些困难，健康成长。

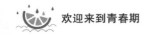

法律保护之伞

在国际上,越来越多的国家和地区开始重视并通过立法来保障性少数群体的权益。例如,一些国家已经允许同性伴侣登记结婚,为他们提供了与异性伴侣相似的法律保护。同时,各国政府也在不断完善反歧视法律,以确保性少数群体在工作、学习等不受歧视。

《中华人民共和国宪法》明确规定:"中华人民共和国公民在法律面前一律平等。"这意味着,不论性别认同或性取向如何,每个人都应享有平等的权利。

《中华人民共和国未成年人保护法》明确规定了保护未成年人的各项权益,包括生存权、发展权、受保护权和参与权等。性少数群体中的未成年人同样受到该法的保护,他们在学校、家庭和社会中应享有平等的教育权、健康权和其他合法权益。该法特别强调了对未成年人的特殊、优先保护,尊重未成年人人格尊严,保护未成年人隐私权和个人信息,以及适应未成年人身心健康发展的规律和特点等原则。这些原则对于保护青少年性少数群体的权益尤为重要。

《中华人民共和国教育法》规定公民享有平等的受教育机会,不受种族、性别、宗教信仰等因素的限制。虽然性取向或性别认同未直接提及,但平等受教育权的原则同样适用于性少数群体青少年。

此外,教育部门不断加强对校园欺凌和歧视的预防和治理,确保所有学生都能在安全、包容的环境中学习和成长。

《中华人民共和国反家庭暴力法》为遭受家庭暴力的个人提供了法律救济途径。虽然主要针对的是身体暴力，但家庭成员间的言语侮辱、排斥和忽视等情感暴力行为同样可能构成家庭暴力。性少数群体青少年在家庭中遭受的排斥和歧视，有时也可寻求该法的保护。

然而，我们仍需看到，法律在保护性少数群体权益方面仍有进步空间。例如，需要进一步完善反歧视条款，加强执法力度等。因此，我们需要持续推动法律的完善，为性少数群体撑起更加坚实的法律保护之伞。

包容与支持的力量

 TA 的故事

小林是一位热爱摄影的青少年。在一次学校举办的摄影比赛中，他提交了一组以跨性别朋友为主题的作品，试图展现他们独特的美与力量。然而，这组作品在初选时却遭到了部分评委的质疑和偏见。面对不公，小林没有选择沉默，而是勇敢地向学校提出了申诉。

经过调查核实，学校最终认可了小林的作品并恢复了他的参赛资格。最终，小林的作品不仅赢得了比赛的大奖，还激发了更多师生对性少数群体的关注和理解。

当面对偏见和不公时,勇敢地站出来维护自己的权利和梦想是至关重要的。社会各界应该更加关注性少数群体的声音和贡献,共同营造一个更加包容和支持他们的社会环境。

面对社会上的性少数群体,我们需要怎么做?

◆ 理解与尊重:性少数群体最需要的是理解和尊重。他们并不希望被特殊对待,而是希望能够在平等的环境中生活和学习。当我们遇到性少数群体时,不妨多一分耐心,试着去倾听、了解他们的想法和感受。你会发现,他们和我们并没有什么不同,只是更加勇敢地活出了真实的自我。

◆ 放下偏见:很多时候,性少数群体面临的困境并不在于他们自身,而在于社会上存在的偏见。这些偏见让他们承受了不必要的压力和歧视。但请记住,性取向和性别认同是个人私事,与道德、品质无关。每个人都有权利按照自己的意愿去生活,去选择自己的伴侣。

◆ 反思自身观念:意识到自己可能持有的刻板印象和偏见,比如认为所有性少数群体的人都过着"非传统"的生活,或者认为他们的选择是不道德的。

◆ 主动学习:通过阅读书籍、观看纪录片、参加讲座等方式,深入了解性少数群体的生活经历、挑战和贡献。

◆ 培养同理心:尝试从性少数群体的视角出发,想象他们在日常生活中可能面临的歧视、排斥和不公平待遇。

◆ 提供支持:在朋友或同学面临歧视或排斥时,给予他们支持和安慰，帮助他们对抗不公。在学校或社区中倡导包容和尊重性少数群体的氛围，反对任何形式的歧视和偏见。

青柠课堂

　　青少年们有条件时可以参与学校或社区组织的关于性少数群体的教育活动，在社交媒体或其他平台上分享关于性少数群体的正面信息和故事，提升自己的认识，并帮助他人增进理解，改变公众对性少数群体的误解和偏见。

　　青少年们要认识到每个人都有权利选择自己的性取向和性别认同，并且这些选择不应该受到他人的评判或指责。这才是真正的尊重个人选择。同时，鼓励性少数群体的青少年勇敢地面对自己的性取向和性别认同，追求自我价值和幸福。